国家卫生健康委员会"十三五"规划教材

全国高等职业教育配套教材

供护理类专业用

病理学与病理生理学实验及学习指导

主　编　陈振文　杨美玲

副主编　吴义春　李　夏　石　磊

编　者（以姓氏笔画为序）

石　磊（滨州医学院）　　　　　　　杨金霞（大庆医学高等专科学校）

石娅莉（四川护理职业学院）　　　　杨美玲（宁夏医科大学）

付玉环（唐山职业技术学院）　　　　吴义春（安徽医学高等专科学校）

匡冠丫（湖北中医药高等专科学校）　张　颖（承德护理职业学院）

伊　雪（厦门医学院）　　　　　　　张可丽（江西医学高等专科学校）

刘立新（首都医科大学）　　　　　　陈振文（山西医科大学汾阳学院）

李　夏（山西卫生健康职业学院）　　徐义荣（山西医科大学汾阳学院）（兼秘书）

李慧平（菏泽医学专科学校）　　　　蒋丽萍（娄底职业技术学院）

人民卫生出版社

图书在版编目（CIP）数据

病理学与病理生理学实验及学习指导 / 陈振文，杨美玲主编.
—北京：人民卫生出版社，2019
ISBN 978-7-117-28915-3

Ⅰ.①病…　Ⅱ.①陈…　②杨…　Ⅲ.①病理学 - 实验 - 医学
院校 - 教学参考资料 ②病理生理学 - 实验 - 医学院校 - 教学
参考资料　Ⅳ.①R36-33

中国版本图书馆 CIP 数据核字（2019）第 210252 号

人卫智网　www.ipmph.com　医学教育、学术、考试、健康，
　　　　　　　　　　　　　购书智慧智能综合服务平台
人卫官网　www.pmph.com　人卫官方资讯发布平台

病理学与病理生理学实验及学习指导

主　　编：陈振文　杨美玲
出版发行：人民卫生出版社（中继线 010-59780011）
地　　址：北京市朝阳区潘家园南里 19 号
邮　　编：100021
E - mail：pmph @ pmph.com
购书热线：010-59787592　010-59787584　010-65264830
印　　刷：三河市尚艺印装有限公司
经　　销：新华书店
开　　本：787 × 1092　1/16　印张：12
字　　数：307 千字
版　　次：2019 年 10 月第 1 版　2020 年 12 月第 1 版第 2 次印刷
标准书号：ISBN 978-7-117-28915-3
定　　价：28.00 元
打击盗版举报电话：010-59787491　E-mail：WQ @ pmph.com
（凡属印装质量问题请与本社市场营销中心联系退换）

前　言

　　本书是《病理学与病理生理学（第4版）》的配套教材，旨在更好地帮助学生理解掌握教材知识，培养学生实践能力和自主学习能力。本书也可供病理学与病理生理学教师、临床医护人员参加各类资格考试参考使用。

　　本书紧扣教学大纲的要求和主教材内容，共分为两部分。第一部分为实验指导，包括病理学实验和病理生理学实验；第二部分为练习题，内容和题型既与主教材内容相配又紧扣护士执业资格考试大纲的要求，题型包括名词解释、填空题、选择题和问答题等，书后备有答案，供学生参考。

　　本教材的编写，得到了山西医科大学汾阳学院以及编者所在院校的大力支持，在此表示衷心的感谢！

　　全书凝聚着各位编者和编写秘书的辛勤付出。由于编写水平和经验有限，书中难免有错误与不足，敬请老师、学生在使用中多提宝贵意见及建议，我们不胜感激！

陈振文　杨美玲

2019年4月

目 录

第一部分 实 验 指 导

第二部分 学 习 指 导

第一部分　实验指导

实验绪论

一、实验目的与要求

病理学与病理生理学是运用自然科学的方法研究疾病的代谢、功能和形态结构等方面的改变，从而揭示疾病的病因、发病机制、病理变化和转归的一门医学基础学科。病理学主要研究疾病时机体组织器官的形态结构变化，病理生理学主要研究疾病时机体的功能和代谢变化。实验目的是培养学生运用发展的观点，将所学的理论知识更好地与实验和临床相结合，在实验中不断提高动手能力和发现、分析、解决问题的能力，从而较好地掌握病理学与病理生理学的基本知识。因此，实验中要求学生要有严谨科学的实验态度，一定的理论基础，精心仔细的实验操作，客观认真的分析总结。

二、实验方法与注意事项

病理学与病理生理学的实验内容包括观察病变器官的大体改变、组织学改变、动物实验以及病案讨论等。

（一）大体标本和组织切片的观察

1. 大体标本观察　首先观察是何器官，然后从外向内、从上到下观察器官的体积、形态、颜色、硬度、表面及切面的特点，与正常器官对比，发现病变，再仔细观察病变特点，分析综合作出初步诊断。一般方法：①观察体积：有无增大或缩小，增大时常包膜紧张，缩小时常包膜皱缩；②表面：是否有包膜、光滑、有无渗出物，是否增厚；③颜色：暗红色切面常为出血，黄绿色常为胆汁浸染，灰黄或灰白且其正常结构消失，则常为坏死；④切面：结构是否正常，发现病灶时注意观察病灶数目、形状、颜色、部位、分布、质地、有无包膜，与周边组织的关系等。

2. 组织切片观察　病理组织切片的观察一般步骤：①肉眼观察，初步了解切片的结构（疏松、致密），颜色是否均匀，并注意正反面；②低倍镜观察，按从左到右、从上到下的顺序进行全面观察，观察属何种组织与器官，找出病变部位、确定病变范围、与组织（周围）的关系；③高倍镜观察，仔细观察病变部位组织结构和细胞特点。④分析，观察时要把镜下所见与肉眼所见联系起来，综合分析。

3. 注意事项　要把课堂上所学的理论知识与实际标本的观察密切地结合起来。大体标本和组织切片所见只是疾病发展过程中某个阶段的病变，因而必须用发展的观点和推理的方法加以分析和理解，既要看到现有变化及其原因，也要联想到过去及将来的变化，特别是不同阶段的病变与临床症状和体征的关系。

（二）动物实验

1. 实验基本要求

（1）实验前准备：仔细阅读实验教材，了解实验目的、原理、操作步骤及注意事项；结合实验内容，复习有关的理论知识，充分理解实验的设计原理和意义。

（2）实验操作：严格遵守操作规程，正确使用仪器和器材，爱护实验动物，实验操作时应尽量减少动物的痛苦，节省消耗性实验物品；仔细、耐心地观察实验过程中出现的现象，及时在实验记录上作好标记，如实地记录实验结果，联系理论课讲授的内容进行思考；实验器材的摆放要整齐、清洁、有序；实验中用过的腐蚀性试剂、动物器官及组织等应倒入指定的容器内，放射性污染物应严格按规定要求放置。

（3）实验结束：整理实验用具及实验结果，完成实验报告。

2. 动物实验的类型　动物实验可分为急性实验和慢性实验，教学中用于学生作为验证性实验时多采用急性实验。

（1）急性实验：于短时期内在动物制备疾病模型，观察造模动物的行为、功能和代谢的变化；这种方法适用于某些病程较短的疾病复制，或用于观察疾病过程中某一阶段的改变。

急性实验的不足：如观察时间短，实验的结果常不够全面；手术创伤或麻醉等因素对实验结果有一定影响。因此，急性实验结果常需要慢性实验与临床研究加以校正。

（2）慢性实验：在接近自然生活条件下，对动物施加短期或长期性损伤性因素，对疾病过程中机体的行为、功能和代谢变化进行较长期的观察（数周、数月或数年）。其研究结果可靠性较高，适用于疾病整个过程或慢性疾病病理过程的实验研究。

慢性实验的不足：观察时间长，实验设备和技术要求高，人力物力投入较大；短时间内得不出实验结果。

（陈振文）

实验一　缺　氧

［实验目的与任务］

1. 了解小白鼠缺氧模型的复制。
2. 观察缺氧前后小白鼠呼吸、皮肤与口唇颜色变化。
3. 讨论实验观察指标变化的原因及病理生理学意义。

［预习要求］

1. 复习缺氧的常见原因、机制及其类型。
2. 复习缺氧时机体常见功能和代谢变化特点。
3. 复习缺氧的防护原则。

［实验动物］

小白鼠。

[仪器与试剂]

小白鼠缺氧瓶、1ml 注射器、钠石灰（NaOH·CaO）、5% 亚硝酸钠溶液、1% 亚甲蓝溶液、生理盐水。

[观察指标]

动物一般状态、活动情形等；皮肤、黏膜颜色；存活时间。

[原理与方法]

1. 乏氧性缺氧　常见原因有吸入气氧分压降低、外呼吸功能障碍和心脏右向左分流，其共同特征是动脉血氧分压、氧含量和氧饱和度均降低。本实验将小白鼠置于密闭的盛有钠石灰（NaOH·CaO）的容器中，容器中的 O_2 逐渐被利用，而呼出的 CO_2 则和水蒸气一起被钠石灰吸收。因此，随着时间延长，容器中氧含量逐渐降低，而 CO_2 含量不受影响，由此造成常压缺氧模型。

2. 血液性缺氧　血红蛋白质和量的改变，均可使血液携氧能力下降，血氧含量降低，从而供给组织的氧不足导致血液性缺氧。本实验采用亚硝酸钠中毒，使血红蛋白变性，复制血液性缺氧动物模型。

[实验步骤]

1. 乏氧性缺氧　取钠石灰少许（约 5g）及小白鼠一只放入缺氧瓶内。观察动物的一般情况、呼吸、皮肤与口唇颜色，然后塞紧瓶塞，记录时间。以后每 2 分钟重复观察上述指标一次，直到动物死亡。

2. 血液性缺氧

（1）取小白鼠 2 只，观察正常表现后，由腹腔注入 5% 亚硝酸钠溶液 0.3ml，其中一只再立即向腹腔注入 1% 亚甲蓝溶液 0.3ml，另一只则注入生理盐水 0.3ml。

（2）观察指标及方法同上。

[注意事项]

1. 复制乏氧性缺氧时，缺氧瓶一定要密闭，可用凡士林涂在瓶塞外。瓶内钠石灰必须能有效地吸收 CO_2。

2. 亚甲蓝的用量一定要适当，过少起不到对抗亚硝酸钠作用，而过多又会加重亚硝酸钠毒性，反而使小白鼠存活时间缩短。

[实验结果与分析]

项目	呼吸（次/min）	皮肤和口唇黏膜	其他
缺氧前			
缺氧后	2 分钟		
	4 分钟		
	6 分钟		
	8 分钟…		

[思考题]

1. 比较乏氧性缺氧、亚硝酸钠中毒性缺氧时血氧指标(氧分压、氧含量、氧容量、氧饱和度、动静脉氧含量差)有何差异?

2. 亚甲蓝对亚硝酸盐中毒的解毒机制是什么?

(吴义春)

实验二 细胞和组织的适应、损伤与修复

[实验目的与任务]

1. 观察萎缩、肥大、增生和化生的形态特点。
2. 观察各种变性、坏死的形态改变。
3. 观察肉芽组织的形态特征。
4. 讨论各种病变的常见原因、对机体的意义和结局。

[预习要求]

1. 复习肝、肾、脾等器官的组织学。
2. 复习细胞、组织的适应、损伤与修复的基本病理变化。
3. 复习影响机体创伤愈合的因素和防护原则。

[实验内容]

大体标本	组织切片
1. 心脏褐色萎缩	1. 心肌肥大
2. 肾压迫性萎缩	2. 支气管黏膜鳞化
3. 心肌肥厚	3. 肝细胞水肿
4. 肝细胞水肿	4. 肾小管上皮细胞水肿
5. 肝脂肪变性	5. 肝脂肪变性
6. 前列腺增生	6. 脾被膜透明样变性
7. 纤维素性胸膜炎	7. 脾细动脉玻璃样变
8. 心包膜玻璃样变性	8. 脾凝固性坏死
9. 脾凝固性坏死	9. 肺干酪样坏死
10. 脑液化性坏死	10. 肉芽组织
11. 足干性坏疽	
12. 脾被膜玻璃样变性	

1. 大体标本观察

（1）心脏褐色萎缩：心脏体积变小，重量减轻，横径变小，心尖变尖，心外膜下冠状动脉迂曲，切面心室壁变薄，呈褐色（固定后心肌呈灰白色）。

（2）肾压迫性萎缩：肾脏体积增大，颜色苍白，呈囊状，肾盂高度扩张，其内充满透明液体，肾实质萎缩变薄，严重时薄如纸张，肾失去泌尿功能。

（3）心肌肥厚：心脏体积增大，重量增加，心室壁变厚，左心室壁超过 12mm，右心室壁超过 4mm，心室腔未见明显扩张，乳头肌及肉柱增粗。

（4）肝细胞水肿：肝脏体积增大，重量增加，被膜紧张，边缘变钝，颜色灰白，没有光泽，如水煮过的牛肉一样。

（5）肝脂肪变性：肝脏体积增大，重量增加，被膜紧张，边缘变钝，表面及切面呈淡黄色，质软如泥、有油腻感。

（6）前列腺增生：前列腺体积增大，左右不对称，表面呈结节状，切面见实质性及囊性增生结节，结节周围有宽大纤维组织。

（7）纤维素性胸膜炎：脏、壁层胸膜增厚，表面可见大量灰白色纤维素渗出呈绒毛状，脏壁层胸膜局部或广泛粘连。

（8）心包膜玻璃样变性　脏壁层心包粘连增厚，呈灰白色半透明均质状。

（9）脾凝固性坏死：脾切面见扇形灰白色坏死灶，尖端指向脾门，底部靠近被膜，坏死组织呈灰白色，干燥质实。与周围组织分界清楚，其间见红褐色炎症反应带。

（10）脑液化性坏死：脑实质内见大小不等的囊腔，腔内充满灰红色黏稠液体。

（11）足干性坏疽：足呈黑褐色，皮肤干燥，坏死组织与周围健康组织分界清楚，其间可见红褐色炎症反应带分隔。

（12）脾被膜玻璃样变性：局部脾被膜增厚，呈毛玻璃样。

2. 组织切片观察

（1）心肌肥大：心肌纤维变宽，细胞核变大，染色变深。

（2）支气管黏膜鳞化：细小支气管壁黏膜上皮部分脱落，局部区域被鳞状上皮取代。细支气管壁内的小血管扩张充血，并有以淋巴细胞为主的炎细胞浸润。

（3）肝细胞水肿：肝细胞病变弥漫，肝索肿胀变宽，肝窦变窄，肝细胞呈多边形或圆形，细胞体大，胞浆呈红染颗粒状或絮状，或胞浆淡染、透明，部分肝细胞呈气球样。

（4）肾小管上皮细胞水肿：①区分肾皮质和髓质。②在皮质部分着重观察近曲小管的形态变化。③近曲小管上皮细胞体积增大，细胞界限不清，胞浆内见多数均匀细粉染颗粒。④近曲小管管腔侧参差不齐呈星芒状，管腔内有淡粉色絮状蛋白物。

（5）肝脂肪变性：①肝小叶结构尚清，肝细胞索排列紊乱。②局部区域肝窦受压，充血区肝窦扩张。③肝细胞内有大小不等的空泡，空泡较小时多见于核周围，空泡较大时则将细胞核挤向胞膜下，似脂肪细胞。这些空泡是脂肪滴所在处，因制片中被二甲苯、乙醇等脂溶剂所溶解呈空泡状。④冰冻切片苏丹 III 染色将脂肪染成橘红色。

（6）脾被膜透明样变性：脾被膜增厚，表面间皮细胞脱落，被膜纤维组织大量增生，胶原纤维融合呈均质红染的宽条带状，条带周边可见少量纤维细胞。

（7）脾细动脉玻璃样变：①低倍镜下全面观察脾的组织结构，找出脾小体内中央动脉。②中央动脉均匀一致粉染。这些物质可能是由于血管壁的通透性增高，血浆蛋白得以渗入内膜，在内皮细胞下凝固及内膜下的基底膜样物质增多所致。③这些改变致血管壁增厚、变硬，管腔变窄甚至闭塞。

（8）脾凝固性坏死：①切片内颜色较浅的部分为梗死区，该处组织已坏死，其细胞结构消失，尚保有组织轮廓。②梗死灶与正常组织交界处可见核固缩、核碎裂、核溶解。③梗死灶周围可见充血出血带及炎细胞浸润。

（9）肺干酪样坏死：①切片中肺组织绝大部分发生干酪样坏死，呈红染无结构的颗粒状。②坏死区的组织彻底崩解，其细胞结构及组织轮廓消失。

（10）肉芽组织：组织表面可见少量渗出物，组织内见大量由内皮细胞增生形成的实性细胞索及扩张的毛细血管垂直于表面生长，毛细血管周围见大量成纤维细胞，并见大量以巨噬细胞、中性粒细胞为主的炎性细胞渗出。

[思考题]

1. 哪些原因可引起心脏肥大？心脏肥大有何意义？
2. 化生有何意义？
3. 虎斑心与脂肪心（大量脂肪组织浸润至心外膜甚至心肌纤维之间）有什么本质上的区别？其原因和对机体影响如何？

[实验报告]

镜下绘图并描述：肉芽组织（10×40）。

（伊 雪）

实验三 局部血液循环障碍

[实验目的与任务]

1. 观察慢性肺淤血、慢性肝淤血的形态特点。
2. 观察血栓、梗死的形态特点。
3. 讨论淤血和血栓的形成及对机体的影响。

[预习要求]

1. 复习肝、肺、肾、脾等器官的组织学。
2. 复习淤血、血栓形成、栓塞和梗死的基本概念及病理改变。
3. 复习血栓的形成的原因、对机体的影响和防护原则。

[实验内容]

大体标本	组织切片	动物实验
1. 慢性肺淤血	1. 慢性肺淤血	家兔空气栓塞
2. 慢性肝淤血	2. 慢性肝淤血	
3. 静脉血栓	3. 混合血栓	

续表

大体标本	组织切片	动物实验
4. 肾贫血性梗死	4. 肾贫血性梗死	
5. 脾贫血性梗死	5. 肺出血性梗死	
6. 肠出血性梗死		
7. 肺出血性梗死		

1. 大体标本观察

（1）慢性肺淤血：肺脏因淤血而增大，包膜较紧张，边缘较钝圆，质地较硬，切面呈暗红色略带棕褐色。

（2）慢性肝淤血：肝脏体积略大，切面可见红黄相间的斑纹，其红色区为淤血的中央静脉和肝窦，黄色区为脂肪变性的肝细胞，状似中药槟榔的花纹，故称"槟榔肝"。

（3）静脉血栓：在一段纵行剖开的静脉管腔内见一条索形血栓，大部分为暗红色，表面粗糙，质地硬。一侧与腔壁紧密粘连，其他部分多与腔壁附着。

（4）肾贫血性梗死：肾表面有一向下略凹陷之梗死瘢痕，边界清楚。在肾脏的纵剖面上有一个略呈三角形、灰白色梗死区，其底在肾脏表面、尖端指向肾门，其外围有暗红色反应带。

（5）脾贫血性梗死：脾的近表面区域见多个边界清楚、锥体形的梗死区，锥体的底位于脾表面，稍凹陷，尖端指向脾门。切面见梗死灶呈楔形，界限清楚，呈土黄色或灰白色，均匀一致，质致密而干燥。周围有暗红色的反应带，梗死后期，该出血带因继发含铁血黄素沉积而呈褐色。

（6）肠出血性梗死：梗死的小肠肠管呈紫红色，肠壁增厚，质脆弱，易破裂，肠腔内充满浑浊的暗红色液体，浆膜面可有纤维蛋白性渗出物。

（7）肺出血性梗死：在肺的剖面上，于近边缘处有一个暗红色、边界清楚、大致呈楔形的梗死灶，其基底位于胸膜下，尖端指向肺门。梗死灶处的胸膜较厚、被覆灰白色的纤维素。

2. 组织切片观察

（1）慢性肺淤血：肺泡壁毛细血管明显扩张淤血；肺泡腔内有大量均质粉染的水肿液及少量红细胞；有的肺泡腔内可见到心力衰竭细胞。心力衰竭细胞为圆形或不规则形，胞浆丰富，其中可见许多棕黄色小颗粒，大小不等，形状不一。

（2）慢性肝淤血：肝小叶的中央静脉及其周围的肝窦扩张淤血，其中充满红细胞，与淤血血窦相邻的肝细胞索受压萎缩甚至消失；肝小叶周边淤血较轻，肝细胞呈不同程度的脂肪变性。这种淤血区域与脂变区域的相互交织，形成了慢性肝淤血时肉眼上红黄相间的"槟榔肝"形态。

（3）混合血栓：伊红色无结构的小梁网架由血小板聚集而成；小梁表面有许多白细胞附着；小梁之间为由纤维素构成的浅红色的细丝状网架，大量红细胞被网罗其中。

（4）肾贫血性梗死：梗死区内细胞结构模糊，胞浆呈颗粒状，胞核呈浓缩、碎裂、溶解等坏死改变，但肾小球、肾小管轮廓仍可见；梗死区边缘有炎细胞浸润带；其外为充血、出血带，可见毛细血管扩张充血及血管外红细胞；梗死灶外可见正常肾组织，肾小球、肾小管细胞清楚，结构完好。

（5）肺出血性梗死：梗死区肺组织结构消失，肺泡上皮坏死，肺泡腔内充满红细胞；部分血管尚存,但有扩张充血现象;梗死区周围肺泡结构清楚,肺泡壁毛细血管扩张、充血,肺泡腔内可见红细胞、白细胞、纤维蛋白等。

3. 动物实验——家兔空气栓塞

实验目的:了解空气和脂肪栓塞对机体的影响。

实验动物:成年家兔。

药品与器材:10ml 注射器及针头、解剖刀、剪、镊子及缝线。

实验步骤与观察:

(1)观察家兔一般情况,呼吸、瞳孔大小、角膜反射、口唇颜色等。

(2)选好兔耳静脉,注入 5~10ml 空气后,观察动物反应。

(3)待家兔呼吸停止后,打开胸腔(此时动物心脏仍在跳动),通过扩张的右心耳薄壁,可显示无数的空气泡。将心脏周围的大血管全部结扎、剪断。取出心脏后放入盛水的玻璃器皿中,在水面下将右心房剪开,观察有何现象。

[思考题]

1. 空气如何置家兔死亡?

2. 临床护理中怎样预防空气栓塞?

[实验报告]

1. 描述慢性肝淤血、肾贫血性梗死、静脉血栓的大体标本的形态特点。

2. 描述肾贫血性梗死、慢性肝淤血、混合血栓镜下组织结构和细胞形态特点。

3. 镜下绘图并描述:慢性肝淤血(10×40)。

(杨美玲)

实验四 炎 症

[实验目的与任务]

1. 观察不同部位纤维素性炎的病变特点。

2. 观察不同类型化脓性炎的形态特点。

3. 观察一般增生性炎症(鼻息肉)和肉芽肿性炎的形态特征。认识典型肉芽肿(结核结节)的组成成分。

4. 讨论炎症的变质、渗出和增生对机体的影响。

[预习要求]

1. 复习肺、阑尾、鼻黏膜、胆囊等器官的组织学。

2. 复习炎症基本病理变化、分类和结局。

3. 复习炎症发生的原因和防护原则。

[实验内容]

大体标本	组织切片
1. 纤维素性心包炎（绒毛心）	1. 肺脓肿
2. 纤维素性胸膜炎	2. 急性蜂窝织炎性阑尾炎
3. 大叶性肺炎	3. 鼻息肉
4. 化脓性	4. 慢性胆囊炎
5. 胸腔积脓脑膜炎	5. （肺）结核
6. 急性化脓性阑尾炎	
7. 肺脓肿	
8. 肝（脑）脓肿	
9. 鼻息肉	
10. 慢性胆囊炎	

1. 大体标本观察

（1）纤维素性心包炎：心包脏层可见灰白色、丝网状或天鹅绒样渗出物，使心包膜粗糙不光滑，又称"绒毛心"。

（2）纤维素性胸膜炎：胸膜增厚，粗糙，有一层灰白色呈絮状或条索状渗出物互相交叉联结成丝网状，漂浮于肺表面，部分胸膜粘连。

（3）大叶性肺炎（灰色肝样变期）：病变肺叶体积增大，切面灰白色，质实如肝，是纤维素和中性粒细胞渗出到肺泡腔使肺组织实变的结果。

（4）化脓性脑膜炎：脑膜表面明显充血，脓液沿血管走行分布，使脑组织沟回模糊不清。

（5）胸腔积脓：胸腔积脓手术切除物。切面为囊性，腔内为脓液，囊壁为厚厚的纤维结缔组织及胸膜。

（6）急性化脓性阑尾炎：阑尾肿胀，表面可见淡黄色脓性渗出物覆盖，管壁增厚，外径增宽，管腔内可见淡黄色脓性渗出物。

（7）肺脓肿：肺实质内见一界限清楚的圆形病灶，切面为囊性，腔内充满脓液（被福尔马林固定，呈灰黄色），周围有完整的脓肿壁致病灶与肺组织分界清楚，脓肿对其周围肺组织有轻度压迫。

（8）肝（脑）脓肿：肝脏（脑）切面可见一局限性缺损，有厚层的结缔组织脓肿膜（即脓肿壁），脓腔中大部分脓液已流失。

（9）鼻息肉：是发生在鼻黏膜的慢性增生性炎症。息肉向黏膜表面突出，顶端膨大，底部为细蒂与鼻黏膜组织相连，表面光滑。

（10）慢性胆囊炎：胆囊体积增大，胆囊壁增厚，质地变硬，胆囊黏膜面粗糙，为胆囊的增生性炎症。

2. 组织切片观察

（1）肺脓肿：肺的局限性化脓性炎。①低倍镜下可见界限清楚致密的脓肿病灶。周围肺组织受压，肺泡腔内有少量炎性渗出物。②高倍镜下脓肿处肺组织结构彻底破坏，可见大量变性、坏死的中性粒细胞,即脓细胞,脓液部分脱落,周围有肉芽组织构成的脓肿膜包绕,脓肿边缘肺组织受压,肺泡腔呈裂隙状。

(2)急性蜂窝织炎性阑尾炎:阑尾的化脓性炎,①阑尾黏膜上皮变性、坏死脱落,管腔中可见脓性渗出物。②阑尾管壁水肿增厚,各层都可见弥漫的中性粒细胞浸润,尤以肌层病变明显,平滑肌细胞间可见大量中性粒细胞,血管扩张充血。

(3)鼻息肉:发生在鼻黏膜的慢性增生性炎症,①低倍镜下可见息肉由增生的黏膜上皮、腺体和间质组成。②息肉表面的假复层纤毛柱状上皮细胞数量、层次增多;部分上皮变性、坏死、脱落。③息肉中可见腺体增生、聚集成堆,或腺腔扩大不规则。④间质为炎性肉芽组织,可见大量新生的毛细血管、成纤维细胞、慢性炎细胞(淋巴细胞、浆细胞和巨噬细胞)和少量胶原纤维。

(4)慢性胆囊炎:为一般慢性增生性炎,①低倍镜下胆囊黏膜上皮部分脱落,炎细胞浸润。②高倍镜下胆囊黏膜萎缩,上皮部分脱落,可见 R-A 窦(慢性胆囊炎时,胆囊壁反复损伤,在修复过程中黏膜腺体向囊壁内凹陷性生长,可深达肌层,形成 Rokitansky-Aschoff 窦)肌壁增厚,可见淋巴细胞浸润。

(5)肺结核:肉芽肿性炎,①低倍镜下可见典型结核肉芽肿和干酪样坏死。②高倍镜下典型的结核肉芽肿为界限清楚的结节,中央干酪样坏死为红染无结构颗粒状;周边有大量呈放射状排列的上皮样细胞及 1~2 个朗汉斯巨细胞;再外围由淋巴细胞和成纤维细胞组成。

[思考题]

1. 纤维素性炎常发生在哪些部位?其病变特点如何?
2. 渗出性炎分为几种类型?渗出液对机体有什么意义?
3. 化脓性炎分为哪三种类型?其形态特点如何?
4. 什么是肉芽肿性炎?肉芽肿形成有什么意义?

[实验报告]

镜下绘图并描述:急性蜂窝织炎性阑尾炎或肺脓肿(10×40)。

(刘立新)

实验五 失血性休克

[实验目的与任务]

1. 了解家兔失血性休克模型的复制。
2. 观察失血性休克发生前后家兔的血压、心率和呼吸频率等指标的变化。
3. 观察休克发生过程中,家兔肠系膜微循环血液灌流的变化。
4. 讨论实验观察指标变化的原因及病理生理学意义。

[预习要求]

1. 复习休克的常见原因及其发生的始动环节。

2. 复习休克的发展过程及其机制。

3. 复习休克的治疗原则。

[实验动物]

家兔。

[仪器与试剂]

BL-420 生物机能实验系统,动物手术器械一套,兔手术台,中心静脉压测定装置一套,股动脉放血装置一套,输液装置一套,贮血瓶一个,光学显微镜一台,微循环观察水槽,注射器(10ml、20ml 各 1 支),25% 乌拉坦,0.7% 肝素,生理盐水。

[观察指标]

皮肤黏膜颜色,心率,动脉血压,中心静脉压,呼吸频率,微循环的血流速度、血管口径、血管开放数目。

[实验原理]

大量失血引起的休克称为失血性休克,是引起休克的常见原因。本实验通过股动脉放血使循环血量减少,当快速失血量超过机体总血量的 20%~25% 时,有效循环血量迅速减少,引起心输出量减少,反射性地引起交感神经兴奋,外周血管收缩,微循环灌流不足,引起休克发生。

[实验步骤]

1. 取健康成年家兔一只,称重,耳缘静脉缓慢注射 30% 乌拉坦溶液(以 3.3ml/kg 体重计算麻醉剂总量)。麻醉过程中注意观察家兔的肌张力、呼吸和角膜反射等变化,防止麻醉过深。

2. 麻醉后的家兔仰卧位固定于兔手术台上,剪去颈部、腹部、腹股沟部位的被毛。自甲状软骨向下,沿颈部正中切开皮肤约 6cm,分开皮下组织和肌肉,分离气管、左颈总动脉和右颈外静脉,分别穿线备用。耳缘静脉输入肝素(按 2ml/kg 体重计算肝素量)使之达到全身肝素化。

3. 插入气管插管并固定,与生物信号处理系统呼吸换能器相连,记录呼吸曲线;将中心静脉压测定装置插管插入右颈外静脉约 12~15cm,到上腔静脉右房入口处;左颈总动脉插管,接信号处理系统压力换能器,记录血压。在腹股沟沿股动脉走向作长约 3cm 的切口,分离股动、静脉。作股动脉插管以备放血用;作股静脉插管,连接静脉输液装置。

4. 做腹正中切口约 8cm,分离局部结缔组织后,沿腹白线打开腹腔,选一段游离度较大的肠袢,置于微循环观察水槽中(水槽中充有 38℃生理盐水),在显微镜下观察后选择微循环血管丰富、血流情况良好、视野清晰的部位。

5. 放血前观察并记录家兔口唇黏膜颜色、动脉血压、呼吸、中心静脉压、微循环血流速度、血管口径、血管开放数目等指标。

6. 打开股动脉插管放血,当血压下降到 40mmHg 时,停止放血(记录失血量),使血压维持在 40mmHg 约 20min,观察并记录失血期间家兔上述指标的变化。

7. 经股静脉将所放血回输,8~10min 内输完,再次观察并记录上述各项指标。

[注意事项]

1. 注射麻醉药速度不可过快,以免引起窒息。麻醉深浅要适度,麻醉过深会严重抑制呼吸,过浅则因动物疼痛挣扎,影响观察结果。

2. 手术过程中尽量减少出血,以免过早造成失血性休克。钝性分离组织,并注意结扎小血管。

3. 颈总动脉结扎时要避开伴行的迷走神经。

4. 牵拉肠袢要轻,以免引起出血和创伤性休克。

5. 及时补充微循环观察水槽里的生理盐水,注意水温。

6. 观察微循环时,如肠管蠕动过度,可滴入几滴 1% 普鲁卡因。

[实验结果与分析]

项目	口唇黏膜	心率（次/min）	血压（mmHg）	呼吸（次/min）	中心静脉压（cmH₂O）	微循环状况		
						血流速度	血管口径	血管数目
放血前								
放血后								
输血后								

[思考题]

1. 失血性休克的发生机制及病理生理变化有哪些?
2. 失血前后肠系膜微循环各有何变化? 为什么?
3. 回输血反应对临床治疗休克有何指导意义?

（石 磊）

实验六 肿 瘤

[实验目的与任务]

1. 观察良性肿瘤、癌与肉瘤的大体形态特点和镜下特征。
2. 初步判断良性肿瘤与恶性肿瘤的区别,癌与肉瘤的区别。
3. 观察转移瘤的特点。
4. 讨论良性和恶性肿瘤对机体的危害与防护。

[预习要求]

1. 复习鳞状上皮、腺体等的组织学。

2. 复习肿瘤、异型性、转移、癌、肉瘤、癌前病变、原位癌的概念。

3. 肿瘤的命名原则和分类、良性肿瘤与恶性肿瘤的区别、癌与肉瘤的区别。

4. 肿瘤预防和护理原则。

[实验内容]

大体标本	组织切片
1. 纤维瘤	1. 纤维瘤
2. 子宫平滑肌瘤	2. 脂肪瘤
3. 脂肪瘤	3. 血管瘤
4. 甲状腺腺瘤	4. 食管鳞癌
5. 皮肤乳头状瘤	5. 大肠腺癌
6. 卵巢浆液性囊腺瘤	6. 横纹肌肉瘤
7. 肝海绵状血管瘤	7. 腺癌淋巴结转移
8. 中央型肺癌	
9. 肝癌	
10. 溃疡型胃癌	
11. 食管癌	
12. 乳腺癌	
13. 横纹肌肉瘤	
14. 骨肉瘤	
15. 良性畸胎瘤	

1. 大体标本观察

（1）纤维瘤：肿瘤呈球形，包膜完整，切面灰白色，编织状或漩涡状，质韧。

（2）子宫平滑肌瘤：标本中可见正常子宫结构（如管腔、宫壁等），在子宫肌壁间、黏膜下或浆膜下可见多个大小不等的球形结节，境界清楚，质韧；切面灰白、灰红色，可见漩涡状或编织状条纹，肿瘤无包膜，周围正常平滑肌组织可呈受压状改变。

（3）脂肪瘤：肿瘤呈球形，表面光滑，有完整的灰白色纤维包膜，切面淡黄色，质地柔软有油腻感，似脂肪组织。

（4）甲状腺腺瘤：肿瘤呈结节状，圆形，有被膜，切面棕黄色胶胨状。

（5）皮肤乳头状瘤：外生性生长，乳头状。

（6）卵巢浆液性囊腺瘤：瘤体为单个囊性肿物，囊壁光滑，可为多房，内有清亮液体。

（7）肝海绵状血管瘤：部分肝组织，见肝脏切面有一暗红色区域，形状不规则，与肝组织分解不清，可见部分区域浸润性生长，肿瘤本身呈海绵状，腔内充满血液，腔壁薄。

（8）中央型肺癌：肺脏切除标本，可见气管断面，肺门处可见不规则肿物，灰白、质硬、干燥、粗糙，呈浸润性生长，与周围组织界限不清。

（9）肝癌（多结节型）：肝脏被膜面呈结节状，切面可见多个结节状肿块，大小不等，切面灰白色。

（10）溃疡型胃癌：胃黏膜面有一不规则的溃疡，直径 3~5cm，溃疡较浅，底部凹凸不平，为灰白色的癌组织,边缘隆起呈火山口样。

(11)食管癌:食管切除标本一段,已沿一侧壁剪开,黏膜面有一纵行椭圆形溃疡,边缘不整齐、虫蚀状,底部不平坦,侵犯食管全层、全周。

(12)乳腺癌:乳腺切除标本一个,有不规则灰白色肿物一个,肿块表面皮肤呈橘皮样外观,乳头凹陷。肿块切面界限不清,灰白色、质硬,呈颗粒状,癌组织向周围纤维脂肪组织伸展而呈明显星状或蟹足状。

(13)横纹肌肉瘤:横纹肌肌束结构大部分消失,切面被暗红、湿润、细腻、柔软的肉瘤组织取代。

(14)骨肉瘤:骨骺端呈梭形膨大,骨髓腔及骨骺端有广泛的灰白色肿瘤组织,骨髓腔破坏或消失。肿瘤侵犯破坏骨皮质,骨外膜被掀起并形成新生骨,可见肿瘤上、下两端的骨皮质和掀起的骨外膜之间形成三角形隆起(在 X 线上称为 Codman 三角)。骨肉瘤组织中肿瘤性骨质黄白色,质坚硬,如继发出血则呈灰红色,如坏死则可有囊性变。

(15)良性畸胎瘤:来源于性腺或胚胎剩件中的全能细胞,常见于卵巢和睾丸。包膜完整,表面光滑,切面呈囊状,囊内充满淡黄色油脂、毛发(有的含小块骨、软骨及黏液、浆液、牙齿等),又称成熟型囊性畸胎瘤。

2. 组织切片观察

(1)纤维瘤:有包膜,瘤细胞(似成纤维细胞和纤维细胞)呈长梭形,与周围胶原纤维排列成束,纵横交错或漩涡状。

(2)脂肪瘤:镜下可见包膜,肿瘤由大量分化好的脂肪瘤细胞构成。

(3)血管瘤:瘤组织由大量毛细血管管腔组成,可见大量活跃的增生的内皮细胞。

(4)食管鳞癌:①鳞癌细胞聚集成团构成癌巢,为肿瘤的实质;癌巢和癌巢之间为肿瘤的间质,实质间质分界清楚。②有的癌巢内中央可见同心圆排列的红染的角质蛋白,称为角化珠,分化好的鳞癌的标志是角化珠和细胞间桥。③癌细胞异型性明显,细胞大小不等、核大、核浆比大,核异型性明显可见病理核分裂象。

(5)大肠腺癌:镜下癌细胞围绕成腺管腺腔样,称为癌巢。异型性明显,可见背靠背和共壁现象,癌细胞大小不等、核大、核浆比大,核异型性明显,多见病理核分裂象。

(6)横纹肌肉瘤:肉瘤细胞散在分布于间质中,瘤细胞异型性大,大小不等可见多数的瘤巨细胞和多核瘤细胞,间质中血管丰富,有出血和坏死。

(7)腺癌淋巴结转移:可见正常的淋巴结组织中有腺管腺腔样癌巢,异型性明显。

[思考题]

1. 简述肿瘤性增生和非肿瘤性增生的区别、良恶性肿瘤的区别、癌和肉瘤的区别。
2. 何谓肿瘤的异型性?异型性主要体现在哪些方面?
3. 肿瘤的生长方式有哪些?肿瘤扩散及转移的方式有哪些?

[实验报告]

绘图并描述:鳞癌或腺癌(10×40)。

(陈振文)

实验七　呼吸系统疾病

[实验目的与任务]

1. 观察大叶性肺炎、小叶性肺炎、间质性肺炎的大体和镜下特点。
2. 观察慢性支气管炎、肺气肿、肺源性心脏病的大体和镜下形态特点。
3. 观察肺癌的大体及镜下形态特点。
4. 讨论慢性支气管炎、支气管扩张症、肺气肿和肺源性心脏病等疾病之间的区别与联系。

[预习要求]

1. 复习肺、支气管的组织学、解剖学和生理学。
2. 复习慢性支气管炎、肺气肿、肺源性心脏病、大叶性肺炎、小叶性肺炎的病因、病理变化、临床病理联系及并发症。
3. 复习呼吸系统常见感染性疾病的原因及防护原则。

[实验内容]

大体标本	组织切片
1. 大叶性肺炎（红色肝样变期）	1. 大叶性肺炎（红色肝样变）
2. 大叶性肺炎（灰色肝样变期）	2. 大叶性肺炎（灰色肝样变）
3. 小叶性肺炎	3. 小叶性肺炎
4. 融合性小叶性肺炎	4. 间质性肺炎
5. 弥漫性肺泡性肺气肿	5. 支气管扩张
6. 间质性肺气肿	6. 慢性支气管炎
7. 支气管扩张	7. 肺气肿
8. 肺心病（心脏）	8. 肺鳞癌
9. 肺癌（中央型）	9. 肺腺癌
10. 肺癌（周围型）	10. 肺小细胞癌

　　1. 大体标本观察

　　（1）大叶性肺炎（红色肝样变期）：病变肺叶肿胀，体积增大，重量增加，呈暗红色，组织失去海绵状结构，质地变实如肝脏，切面呈颗粒状。

　　（2）大叶性肺炎（灰色肝样变期）：病变肺叶肿胀明显，呈灰白色，切面干燥颗粒状，质实如肝。病变肺叶胸膜表面有纤维素性渗出。根据肺部病变的体积、实变程度、颜色等改变，分析大叶性肺炎的演变过程及与临床表现的联系。

　　（3）小叶性肺炎：多双肺受累，肺切面散在多发性、大小不一、形状不规则的实变灶，部分区域已融合成片状。胸膜表面光滑，无明显渗出物。

　　（4）融合性小叶性肺炎：实变病灶融合呈片状，微隆起，灰黄色，但病变并不均匀一致，其颜色及实变程度不同,主要见于两肺底部及背部。

（5）肺泡性肺气肿:肺体积增大,边缘钝圆,弹性下降,切面可见扩大融合的肺泡囊腔,囊腔大小不等,呈蜂窝状。

（6）间质性肺气肿:在肺表面可见沿肺小叶间隔有成行或成串排列且大小不等的透明气泡。

（7）支气管扩张症:注意观察支气管及支气管周围肺组织的病变,在肺切面上可见支气管显著扩张,直达胸膜下。扩张的支气管呈囊状、柱状。支气管壁增厚,黏膜表面粗糙,管腔内的脓性分泌物已流失,支气管周围肺组织有不同程度的纤维化。

（8）肺心病(心脏):心脏体积增大,右心室肥厚,心腔扩张,心尖钝圆,肺动脉圆锥显著膨隆。

（9）肺癌(中央型):肺切面见肺门附近有灰白色的巨大肿块,形状不规则,与肺组织分界不清,周围可有卫星灶。

（10）肺癌(周围型):在靠近胸膜的肺组织周边部有直径 2~8cm 之间孤立的结节,呈球形或结节型,无包膜,与周围组织的境界较清楚。

2. 组织切片观察

（1）大叶性肺炎(红色肝样变期):低倍镜观察:肺泡腔内充满大量渗出物;高倍镜观察:肺泡壁的毛细血管扩张充血,肺泡腔内有大量的红细胞和纤维素、少量中性粒细胞和巨噬细胞,纤维素穿过肺泡间孔与邻近肺泡内的纤维素网相连。

（2）大叶性肺炎(灰色肝样变期):低倍镜观察:肺泡腔内充满大量渗出物;高倍镜观察:肺泡腔内渗出大量纤维素和中性粒细胞,肺泡壁的毛细血管受压闭塞;大量纤维素穿过肺泡间孔与邻近肺泡内的纤维素网相连。

（3）小叶性肺炎:低倍镜可见病灶以细支气管为中心,细支气管腔内充满大量中性粒细胞、脓细胞及脱落的支气管黏膜上皮,管壁充血,少量炎细胞浸润。细支气管周围也存在大量脓细胞及少量浆液,肺泡壁结构破坏而不清楚,实变病灶周边部的肺泡腔扩大、融合,肺泡间隔菲薄或断裂,出现代偿性肺气肿。

（4）间质性肺炎:肺间质(肺泡间隔及支气管周围组织)明显增宽,血管扩张充血。大量淋巴细胞、单核细胞浸润,肺泡腔内有少量浆液及炎细胞。

（5）支气管扩张症:肉眼可见扩大的支气管,镜下可见小支气管的数目相对增多,但小支气管壁皆无软骨,为炎性破坏所致,支气管管壁增厚呈慢性炎症改变,淋巴组织增生,肉芽组织及瘢痕组织形成。支气管周围肺组织纤维化。

（6）慢性支气管炎:低倍镜可见支气管内腔内有分泌物潴留。高倍镜支气管黏膜上皮纤毛粘连、倒伏以及脱落,上皮细胞变性坏死、脱落,杯状细胞增生,并有鳞状上皮化生;固有层内黏液腺增生、肥大,分泌亢进,管壁充血水肿,淋巴细胞、浆细胞浸润;管壁平滑肌束断裂、萎缩,纤维组织增生。

（7）肺气肿:部分肺泡管、肺泡囊及肺泡腔明显扩张呈囊状,细小支气管管壁增厚;肺泡间隔变薄、断裂,肺泡相互融合成囊状结构,肺泡壁毛细血管数量减少。

（8）肺鳞癌:肺组织中可见团状癌巢,部分癌巢中可见角化珠;高倍镜下可见癌细胞排列密集,异型性明显。

（9）肺腺癌:癌细胞沿肺泡壁生长,形似腺样结构,细胞异型性明显。

（10）肺小细胞癌:癌细胞小呈短梭形或小圆形,核浓染,胞质稀少似裸核。有的癌细胞一端稍尖,形如燕麦,称为燕麦细胞癌。

[思考题]

1. 大叶性肺炎各期病变特点是什么？
2. 大叶性肺炎、小叶性肺炎的区别是什么？
3. 简述慢性支气管炎、肺气肿、肺源性心脏病病程发展和演变过程。

[实验报告]

绘图并描述：大叶性肺炎（10×40）。

（徐义荣）

实验八　心血管系统疾病

[实验目的与任务]

1. 观察动脉粥样硬化的大体及镜下形态改变。
2. 观察风湿小体的镜下形态特点。
3. 观察高血压时心脏、肾、脑的相应形态改变。
4. 观察心瓣膜病的形态特征。
5. 观察亚急性感染性心内膜炎的形态特征。
6. 讨论动脉粥样硬化、原发性高血压、风湿病的病理变化及临床病理联系。

[预习要求]

1. 复习心脏、动脉的解剖学、组织学和生理学知识。
2. 复习动脉粥样硬化、原发性高血压、风湿病、慢性心瓣膜病的病因和防护原则。

[实验内容]

大体标本	组织切片
1. 主动脉粥样硬化	1. 动脉粥样硬化症
2. 左心室向心性肥大（高血压性心脏病）	2. 风湿性心肌炎
3. 原发性颗粒性固缩肾	3. 心肌梗死
4. 脑出血	4. 限制性心肌病
5. 风湿性心内膜炎	5. 化脓性心肌炎
6. 风湿性心外膜炎（绒毛心）	6. 纤维素性心外膜炎
7. 风湿性心脏病二尖瓣狭窄	7. 亚急性感染性心内膜炎
8. 风湿性心脏病二尖瓣狭窄合并关闭不全	8. 原发性颗粒性固缩肾
9. 亚急性感染性心内膜炎	
10. 冠状动脉粥样硬化	
11. 心肌梗死	

1. 大体标本观察

（1）主动脉粥样硬化：在动脉内膜面可见淡黄色斑点或条索状的脂斑脂纹，同时可见轻重不等的斑块样病变，斑块呈灰白色或灰黄色，不规则，部分斑块伴有溃疡、出血，既向内膜表面隆起，又向深部压迫中膜。在血管分支的开口处病变尤为明显，粥样斑块之间的主动脉内膜相对正常。

（2）高血压性心脏病：心脏体积明显增大，重量增加，但其外形却无明显变化。打开心脏，左心室壁增厚，超过1.5cm以上（正常为1cm左右），左心室乳头肌和肉柱明显增粗，但左心室腔不扩大，相对缩小，称为向心性肥大。主动脉瓣膜处可见黄色粥样硬化斑块。

（3）原发性颗粒性固缩肾：肾脏体积缩小，质地变硬，肾表面凹凸不平，呈弥漫均匀一致的细颗粒状。切面见皮质变薄，皮髓质界限模糊，在皮髓质交界处，可见叶间动脉开口呈哆开状，肾盂和肾周围脂肪组织增多。

（4）脑出血：多见于基底节区域。大脑切面，白质内有一出血区，出血区脑组织完全被破坏，形成囊腔状，血已凝固呈黑褐色，并压迫周围的脑组织。

（5）风湿性心内膜炎：二尖瓣最常受累，其次为二尖瓣和主动脉瓣同时受累。可见二尖瓣肥厚、短缩，二尖瓣闭锁缘心房面有单行排列、串珠样、灰白色、粟粒大小、直径为1~2mm的疣状赘生物。

（6）风湿性心外膜炎：脏层心包表面被覆一厚层灰白色绒毛状纤维蛋白性渗出物（绒毛心）。

（7）风湿性心脏病二尖瓣狭窄：心脏体积较正常小。左心房明显扩张，而左心室腔变小，左心室壁变薄。二尖瓣膜明显增厚、变硬、不透明，前、后瓣叶广泛粘连在一起，以致瓣膜分叶不清，瓣膜口显著狭窄，瓣膜口面积小于2cm^2，且腱索、乳头肌亦变粗、变短、变硬，并相互融合。

（8）风湿性心脏病二尖瓣狭窄合并关闭不全：二尖瓣瓣膜增厚、粘连、变形，瓣膜口缩小如鱼口状，左心房明显扩张，左心房壁及左心室壁增厚。

（9）亚急性感染性心内膜炎：病变瓣膜上形成赘生物，赘生物呈息肉状、菜花状、灰红色、表面粗糙、质松脆、易破碎、脱落。受累瓣膜易变形，发生溃疡和穿孔，破孔呈不整形，边缘及表面附着赘生物。

（10）冠状动脉粥样硬化：冠状动脉壁上有灰黄色粥样物，冠状动脉已明显变小，管腔则不同程度的阻塞。

（11）心肌梗死：梗死灶灰白色，形状不规则，周围有明显充血带，与周围正常组织分界清楚。①心内膜下心肌梗死：病变主要累及心室壁内层1/3的心肌，并波及肉柱和乳头肌，常表现为多发性、小灶性坏死，直径约0.5~1.5cm，病变常不规则分布于左心室周围，严重时病灶可扩大融合。②透壁性心肌梗死：梗死部位与闭塞的冠状动脉供血区一致，病灶较大，最大直径在2.5cm以上。

2. 组织切片观察

（1）主动脉粥样硬化：主动脉内膜呈局限性增厚，形成粥样斑块（粥瘤）。浅表染色较淡部分系增生的胶原纤维，部分已发生玻璃样变性，呈红染无结构的物质，并有少量炎细胞浸润。深层为大量的崩解组织，呈均匀红染无结构的物质，其内混杂许多空泡及梭形胆固醇结晶裂隙（裂隙系胆固醇在制片时被二甲苯溶解所致），周边可见吞噬脂质的泡沫细胞和淋巴细胞，动脉壁中膜变薄，外膜大致正常或有少量淋巴细胞浸润。斑块内可见蓝染的颗粒状钙盐沉着。

（2）风湿性心肌炎：主要累及心肌间质结缔组织，表现为灶性间质性心肌炎，间质水肿。在心肌间质内，尤其在小血管周围，可见成群的细胞聚集，即风湿小体（阿少夫小体）。风湿小体中心部为胶原纤维的纤维素样坏死灶，呈粉红染色的细丝或颗粒状，周围主要有阿少夫细胞聚集。阿少夫细胞胞体较大，胞质丰富，嗜碱性染色，单核或多核，核大，呈卵圆形，空泡状，核膜清楚，染色质集中于核的中央，核的横切面似枭眼，纵切面如毛虫。风湿小体周围还有少量的成纤维细胞、组织细胞、淋巴细胞、浆细胞和中性粒细胞等。

（3）心肌梗死：左心室壁心肌中有多灶性心肌凝固性坏死，肌浆凝固深染，有核固缩、核碎裂及核溶解。坏死灶形状不规则，与正常心肌无明显界限，在病灶中央可有部分肌浆溶解性坏死。以上病变多见于心内膜下心肌及乳头肌。

（4）限制性心肌病：心腔狭窄，心内膜较正常时明显增厚，心尖部尤其明显，呈灰白色，增厚的心内膜由大量胶原纤维及弹性纤维组成，增生的纤维与心内膜面呈平行排列，并可见增生心内膜向心肌延伸插入，心内膜下心肌可见萎缩、变性。

（5）化脓性心肌炎：左心室心肌间质中有大量中性粒细胞弥漫浸润，尤以外膜下心肌间质为著。

（6）纤维素性心外膜炎：心外膜表面覆盖一层纤维素性炎性渗出物，系由红染网状的纤维素及其网眼内的中性粒细胞以及脱落的间皮细胞等组成。心外膜结缔组织充血水肿，有淋巴细胞、单核细胞等浸润。

（7）亚急性感染性心内膜炎：赘生物由血小板、纤维蛋白、细菌菌落、坏死组织、中性粒细胞组成，溃疡底部可见肉芽组织增生、淋巴细胞和单核细胞浸润。

（8）原发性颗粒性固缩肾：肾小球入球小动脉玻璃样变性，肌型小动脉硬化，管壁增厚，管腔狭窄，病变肾小球缺血，发生纤维化、硬化或玻璃样变性，所属肾小管萎缩，间质纤维组织增生，淋巴细胞浸润。

[思考题]

1. 简述动脉粥样硬化的分期及各期主要病变特点。
2. 简述高血压病晚期心、脑、肾的病变特点及病理临床联系。
3. 风湿性心内膜炎病变发展下去会引起什么后果？
4. 绒毛心时绒毛形成的原因是什么？会引起什么后果？

[实验报告]

1. 描述主动脉粥样硬化、高血压性心脏病和风湿性心内膜炎的大体病变特点。
2. 绘图并描述：主动脉粥样硬化（10×40）。

（石娅莉）

实验九　心力衰竭

[目的与任务]

1. 学会复制急性右心衰竭的家兔模型。

2. 观察心力衰竭时机体的变化。

3. 探讨心力衰竭发生的主要机制。

[预习要求]

1. 熟悉心力衰竭的分类、原因及诱因。

2. 了解心力衰竭时机体的临床表现。

[实验动物]

家兔。

[仪器与试剂]

BL-410 生物机能实验系统,压力换能器,普通剪刀,兔手术台,哺乳动物手术器械一套,电子秤,气管插管,动脉插管,动脉夹,三通活塞,静脉插管,中心静脉压测量装置(水检压计),输液装置,听诊器,注射器,针头,胶布,恒温水浴箱,0.5% 肝素,生理盐水,1% 普鲁卡因,液状石蜡,3% 戊巴比妥钠。

[观察指标]

动脉血压、心率、呼吸、中心静脉压(CVP)、心音、肺部呼吸音,尸检家兔观察其有无腹水、心包积液、肺水肿等。

[原理与方法]

心力衰竭常由于各种病因作用,心脏舒缩功能障碍,使心输出量绝对或相对减少,不能满足机体组织代谢需要的病理过程。心力衰竭可分为左心衰竭和右心衰竭以及全心衰竭,本次实验复制的是右心衰竭。常见的心力衰竭病因可归纳为心脏的压力或容量负荷增加和原发性心肌舒缩功能障碍两大类。本次实验主要通过从兔的耳缘静脉注射液状石蜡,通过静脉血液回流至右心,最终栓塞到肺小血管中,从而导致右心压力负荷过重;然后给家兔快速输液导致右心回流血量增加,容量负荷过重,最终导致急性右心衰竭。

[实验步骤]

1. 取家兔一只,称重。

2. 麻醉 3% 戊巴比妥钠 1ml/kg,经耳缘静脉先快后慢注射。

3. 固定 将家兔仰卧位固定于手术台上。

4. 颈部备毛。

5. 分离一侧颈总动脉、对侧颈外静脉和颈部正中气管,分别穿线备用。

6. 肝素化 经耳缘静脉注射 0.5% 肝素(1ml/kg),防止插管凝血。

7. 静脉插管 并连接三通管,用于输液和 CVP 测量。

8. 动脉插管 用于描记血压。

9. 气管插管 用于描记呼吸。

10. 连接 BL-410 生物机能实验系统,打开循环实验相应模块,监测血压、心率、呼吸,测定 CVP,听诊器听心音和呼吸音。

11. 复制右心衰竭的动物模型　①恒温水浴将液状石蜡加温至 37℃，用 1ml 注射器抽取 1ml，注射速度 0.1ml/min，总量不超过 0.5ml/kg，时间控制在 2~3 分钟，自耳缘静脉缓慢注入，同时仔细观察动脉血压和 CVP，避免瞬间过大波动。待血压轻度下降（10~20mmHg）或中心静脉压明显升高，可停止注射。观察记录各项指标。②待家兔血压等各项指标平稳后，以 5~8ml/（min·kg）快速输入生理盐水，为 70~120 滴 /min。每 10 分钟观察记录各项指标直至家兔死亡或出现明显的心衰血流动力学变化。

12. 尸检　家兔死亡后，剖开胸腔、腹腔，观察有无心包积液、肺水肿、腹水、腹腔脏器血管充盈情况，取肺切开并观察切面的改变。

[注意事项]

1. 液状石蜡加温的目的是降低石蜡的黏滞性，使其注入血液后可以形成细小栓子。注入石蜡后应当尽快开始快速输注液体。

2. 注入石蜡时，控制速度和剂量，避免造成动物猝死。如在注入石蜡的过程中血压明显降低，应暂停 5 分钟待其血压恢复平稳后再行注射至目标值。

[思考题]

1. 本实验中复制右心衰竭模型的发生机制是什么？
2. 实验中家兔的血压、呼吸、CVP、心音有什么变化？为何如此变化？
3. 本实验如有发生肺水肿，是否由左心衰竭引起？其发生机制是什么？

（李　夏）

实验十　消化系统疾病

[实验目的与任务]

1. 观察溃疡病、病毒性肝炎、肝硬化等常见疾病的病理变化特点。
2. 观察食管癌、胃癌、大肠癌、原发性肝癌等肿瘤的病变特点。
3. 讨论消化性溃疡、病毒性肝炎和肝硬化的概念、基本病变和临床病理联系。

[预习要求]

1. 复习食管、胃、肝脏等器官的组织学和生理学。
2. 复习慢性胃炎、消化性溃疡、病毒性肝炎和肝硬化的概念、基本病变和临床病理联系。
3. 复习病毒性肝炎的传播途径，食管癌、胃癌、大肠癌和原发性肝癌的特点和扩散途径。
4. 复习消化系统常见疾病的防护原则。

[实验内容]

大体标本	组织切片
1. 慢性胃溃疡	1. 慢性胃溃疡
2. 各型食管癌	2. 慢性萎缩性胃炎
3. 各型胃癌	3. 慢性（普通型）病毒性肝炎
4. 大肠癌（隆起型）	4. 食管鳞状细胞癌
5. 门脉性肝硬化	5. 胃腺癌
6. 坏死后性肝硬化	6. 门脉性肝硬化
7. 胆汁性肝硬化	7. 原发性肝癌
8. 原发性肝癌	

1. 大体标本观察

（1）溃疡病：溃疡位于胃小弯近幽门处，呈圆形或椭圆形，直径在 2 cm 以内；边缘整齐，形如刀切；底部平坦，仅见少量渗出物；溃疡周围黏膜向溃疡处集中呈放射状排列。

（2）门脉性肝硬化：肝脏体积缩小，重量减轻，质地变硬，表面及切面可见大小比较一致的小结节，直径多小于 0.5cm，很少超过 1cm，结节呈黄褐色，结节周围有薄层纤维组织呈灰白色。

（3）坏死后性肝硬化：肝脏体积缩小，重量减轻，质地变硬，表面及切面布满大小不等的结节，结节大小相差悬殊，直径多在 0.5cm 以上，结节周围有纤维组织包绕，纤维间隔较宽，宽窄不一。

（4）胆汁性肝硬化：肝脏体积增大，表面较平滑，切面呈颗粒状，质较硬；表面及切面被胆汁染成深绿色或绿褐色。

（5）食管癌：①髓质型，癌组织在食管壁内浸润性生长，管壁增厚、管腔狭窄；切面呈灰白色，质地较软，似脑髓状。②蕈伞型，癌组织形成卵圆形扁平肿块突入管腔，肿块表面有浅的溃疡。③溃疡型，癌组织表面形成形状不整、边缘隆起、底部凹凸不平的溃疡。④缩窄型，癌组织在食管壁内广泛浸润，累及食管全周，使癌变部食管明显狭窄，近端食管腔明显扩张，癌变部食管厚而僵硬。

（6）胃癌：①溃疡型，于胃小弯处可见较大溃疡，直径 2.5cm 左右，溃疡边缘不整齐呈堤状隆起，溃疡附近的黏膜皱襞消失。溃疡底部凹凸不平，可见坏死物质。切面癌组织呈灰白色，浸润胃壁各层。②浸润型，胃壁呈弥漫性增厚，僵硬，胃腔变小，形如革囊（革囊胃）。切面癌组织广泛浸润至胃壁各层，与正常组织界限不清。③蕈伞型，肿瘤主要向胃腔内突起，形成蕈伞状结节，肿瘤表面常见坏死与出血。

（7）大肠癌（隆起型）：肿瘤向肠腔内突出，形成盘状隆起，表面有坏死、出血。

（8）原发性肝癌：肝脏各叶可见多个癌结节弥漫分布，圆形或椭圆形，大小不等，直径数毫米至数厘米，有的融合成较大的结节；被膜下的瘤结节向表面隆起导致肝表面凹凸不平；切面见肝癌无包膜，伴出血坏死。

2. 组织切片观察

（1）慢性萎缩性胃炎：低倍镜下见病变区的黏膜萎缩变薄，部分腺体变小，数目减少。高倍镜下见主细胞及壁细胞显著减少，黏膜上皮发生明显的肠上皮化生，固有层有不同程度的淋巴细胞与浆细胞浸润。

（2）慢性胃溃疡：低倍镜下见切片中凹陷处即为溃疡所在，两侧为正常的胃壁组织。高倍镜下见溃疡底部由里向外分为四层：①渗出层，可见少量渗出的纤维素和中性粒细胞；②坏死层，可见红染、无结构的坏死物质；③肉芽组织层，大量新生的毛细血管和成纤维细胞构成，少量的炎细胞浸润；④瘢痕组织层，大量纤维组织增生，部分发生玻璃样变性，其间可见有的小动脉内膜增厚，管腔狭窄，瘢痕深达浆膜。溃疡周围胃黏膜可有肠上皮化生。

（3）慢性（普通型）病毒性肝炎：①轻度慢性肝炎，有点状坏死，偶见轻度碎片状坏死，汇管区周围纤维组织增生；肝小叶结构完整。②中度慢性肝炎，肝细胞坏死明显，中度碎片状坏死和桥接坏死；肝小叶内有纤维间隔形成，小叶结构大部分保存。③重度慢性肝炎，广泛肝细胞坏死、严重碎片状坏死及桥接坏死，肝细胞不规则再生。小叶周边区与小叶内肝细胞坏死处网状纤维支架塌陷而纤维索相连接，分割小叶结构，逐渐形成假小叶。

（4）食管鳞状细胞癌：低分化食管鳞状细胞癌在低倍镜下见癌变的鳞状上皮层数增多，排列紊乱，极性丧失。癌细胞突破基底膜呈浸润性生长，与间质分界清楚，癌细胞形成大小不等的癌巢。高倍镜下见癌细胞分化差，癌细胞大小不等，排列紊乱，呈多边形或圆形，核大，病理性核分裂象常见，癌巢中无角化珠和细胞间桥。

（5）胃腺癌：癌细胞有显著异型性，可见大量胞浆透明、核偏位的印戒细胞，核分裂象多见；瘤细胞大部分呈条索状在间质中浸润，少数形成不规则腺腔，可见黏液池形成；癌组织浸润胃壁全层。

（6）门脉性肝硬化：低倍镜下见肝脏正常结构被破坏，增生的纤维结缔组织形成较薄的纤维束将肝组织分隔成岛屿状，形成假小叶。高倍镜下见假小叶内肝细胞排列紊乱，中央静脉缺如、偏位或有两个以上的中央静脉，肝细胞可有脂肪变性、水变性和肝细胞再生现象；假小叶周围包绕着纤维结缔组织隔，其内有增生的小胆管和淋巴细胞浸润；肝细胞及胆管内可有淤胆或胆栓形成。

（7）原发性肝癌：低倍镜下见癌细胞排列成索状、团状和片状，癌细胞团之间形成肝窦样结构。高倍镜下见分化好的癌细胞与正常的肝细胞相似，呈多边形，胞浆丰富，嗜碱性，颗粒状，核大而浓染；分化差的癌细胞异型性明显，病理性核分裂象多见，常见巨核及多核的瘤巨细胞。

[思考题]

1. 慢性胃溃疡与溃疡型胃癌大体上有何不同？
2. 镜下如何区分正常肝小叶与假小叶？

[实验报告]

1. 描述溃疡病、各型食管癌、各型胃癌、门脉性肝硬化、原发性肝癌的病变特点。
2. 绘图并描述：胃溃疡或门脉性肝硬化（10×40）。

（吴义春）

实验十一　泌尿系统疾病

[实验目的与任务]

1. 观察急性弥漫增生性肾小球肾炎、新月体性肾小球肾炎及慢性硬化性肾小球肾炎的病理变化特点。

2. 观察急、慢性肾盂肾炎的病理变化特点。

3. 观察肾癌、膀胱癌、肾母细胞瘤的病变特点。

4. 讨论急性弥漫增生性肾小球肾炎、新月体性肾小球肾炎及慢性硬化性肾小球肾炎、急慢性肾盂肾炎的临床病理联系。

[预习要求]

1. 复习肾脏的解剖学、组织学和生理学。

2. 复习肾小球肾炎、肾盂肾炎的概念、常见类型、病理学变化、病理临床联系。

3. 复习泌尿系统常见疾病的防护原则。

[实习内容]

大体标本	组织切片
1. 急性弥漫增生性肾小球肾炎	1. 急性弥漫增生性肾小球肾炎
2. 慢性硬化性肾小球肾炎	2. 新月体性肾小球肾炎
3. 急性肾盂肾炎	3. 慢性硬化性肾小球肾炎
4. 慢性肾盂肾炎	4. 急性肾盂肾炎
5. 肾盂结石	5. 慢性肾盂肾炎
6. 肾细胞癌	
7. 膀胱癌	

1. 大体标本观察

（1）急性弥漫性增生性肾小球肾炎：肾脏体积弥漫性增大，包膜紧张，表面光滑，颜色较红，称"大红肾"，肾脏表面及切面可见散在粟粒大出血点，也称"蚤咬肾"，切面皮质增厚，纹理模糊，皮髓质分界尚清。

（2）快速进行性肾小球肾炎：肾脏弥漫性增大，色苍白，称"大白肾"，切面皮质增厚，纹理模糊，皮髓质分界尚清，肾皮质内可见散在出血点。

（3）慢性硬化性肾小球肾炎：肾脏体积缩小，表面呈弥漫性细颗粒状，称颗粒性固缩肾，切面皮髓质交界不清，肾皮质明显变薄，纹理模糊，小动脉管壁增厚、变硬呈哆开状，肾盂周围脂肪组织增多，称继发性颗粒性固缩肾。

（4）急性肾盂肾炎：肾体积增大，肾脏表面散在大小不等、多发性小脓肿，灰黄色。切面有大小不等的黄白色脓肿，周围有紫红色充血带环绕，大量脓性渗出物覆盖，切面肾盂黏膜充血，黏膜表面可见脓性渗出物,肾乳头坏死,肾盂肾盏脓液积聚。

(5)慢性肾盂肾炎:肾脏体积不对称性缩小,表面凹凸不平,不规则的凹陷型瘢痕;切面皮质髓质界限不清,肾乳头萎缩,肾盂、肾盏变形,黏膜增厚粗糙。

(6)肾癌:肿瘤多位于肾上极,呈圆形肿块,切面淡黄或灰白色,常有灶状出血、坏死、软化或钙化等,呈多彩征,直径 3~15cm,有假包膜,界限清楚。

(7)膀胱癌:肿瘤好发于膀胱侧壁和膀胱三角区近输尿管开口处,单发或多发,肿瘤大小不等,切面灰白色,多呈乳头状、息肉状。

2. 组织切片观察

(1)急性弥漫性增生性肾小球肾炎:肾小球弥漫受累,①肾小球体积增大,肾小球毛细血管内皮细胞和系膜细胞明显增生;②中性粒细胞浸润;③肾小球毛细血管腔狭窄或闭塞,肾球囊内有红细胞、浆液和纤维蛋白等;④肾小管上皮细胞肿胀,管腔内见红细胞、白细胞、蛋白及其凝集形成的各种管型;⑤肾间质充血,水肿和炎细胞浸润。

(2)快速进行性肾小球肾炎:肾小球内新月体形成,早期新月体在球囊壁层呈环形或新月形分布,主要由增生的肾球囊壁层上皮细胞和渗出的单核细胞构成,称细胞性新月体。后期新月体主要由胶原纤维构成,称纤维性新月体。新月体压迫毛细血管丛,使肾小球缺血,肾球囊腔闭塞,最终整个肾小球纤维化和玻璃样变,肾间质水肿,炎细胞浸润。

(3)慢性硬化性肾小球肾炎:大部分肾小球弥漫性纤维化及玻璃样变,所属肾小管萎缩、闭塞;纤维化使病变肾小球相互靠拢集中,残存肾小球代偿性肥大,所属肾小管扩张,腔内可见各种管型;肾间质纤维组织增生,慢性炎细胞浸润,肾细小动脉硬化。

(4)急性肾盂肾炎:肾盂黏膜充血、水肿,大量中性粒细胞浸润。炎症沿肾小管及肾间质扩散,引起化脓性炎伴脓肿形成,脓肿破入肾小管,管腔充满脓细胞和细菌菌落肾小球很少受累。

(5)慢性肾盂肾炎:①肾盂间质,大片纤维结缔组织增生,淋巴细胞和中性粒细胞浸润;黏膜上皮坏死脱落;②血管,炎症,管壁增厚变硬;肾小球纤维化玻变,代偿性扩大,囊壁纤维化;③肾小管萎缩退化,代偿性扩大,甲状腺样变。

[思考题]

病史摘要:病儿,男性,8岁。9天前两侧眼睑及阴囊肿胀,以后渐及全身,同时尿量亦随之减少,每日 2~3 次,每次约 50ml。病儿自幼常患感冒,半月前曾有咽喉痛病史。体检:T 37℃,P 90 次/min,R 32 次/min,BP 20.7/13.33kPa,全身水肿,咽红,两侧扁桃体肿大,肝脾未触及。实验室检查:尿量少,蛋白(+++),红细胞(++),透明管型(+),颗粒管型(+)。抗链"O" 1:615(正常 1:500),血沉 21mm/h。经低盐、抗感染及降血压等治疗,住院 53 天后血压恢复正常、尿中红细胞及管型消失、蛋白微量、水肿消退,出院。

讨论题:

1. 本例病儿是什么病?诊断依据是什么?

2. 本例的病因能否从病史中找到线索?

3. 本例的结局如何?

[实验报告]

绘图并描述:慢性肾小球肾炎(10×40)。

(李慧平)

实验十二　生殖系统和乳腺疾病

［实验目的与任务］

1. 观察慢性子宫颈炎、子宫颈癌、子宫肌瘤和乳腺癌的病理变化特点。
2. 观察葡萄胎、绒毛膜癌和卵巢肿瘤的病理变化特点。
3. 讨论生殖系统疾病的临床病理联系。

［预习要求］

1. 复习子宫、乳腺和卵巢的解剖学、组织学和生理学。
2. 复习慢性子宫颈炎、子宫颈癌、子宫肌瘤、乳腺癌、葡萄胎、绒毛膜癌和卵巢肿瘤的病理变化特点和临床病理联系。
3. 复习女性生殖系统疾病的防护原则。

［实验内容］

大体标本	组织切片
1. 宫颈癌	1. 子宫内膜增生症
2. 子宫肌瘤	2. 葡萄胎
3. 葡萄胎	3. 绒毛膜癌
4. 绒毛膜癌	4. 宫颈原位癌
5. 卵巢浆液性囊腺瘤	
6. 卵巢黏液性囊腺瘤	
7. 卵巢畸胎瘤	
8. 乳腺癌	
9. 前列腺增生	
10. 阴茎癌	

1. 大体标本观察

（1）子宫颈癌：宫颈体积增大，宫口可见菜花状的肿瘤，肿瘤已累及子宫体，使子宫体积明显增大，切面见宫颈管被灰白色癌块浸润破坏，境界不清。

（2）子宫肌瘤：与子宫肌壁间、浆膜下可见多个大小不等的结节，切面灰白，呈编织状，质韧。

（3）葡萄胎：子宫体积明显增大，切面宫腔扩大，内有大堆白色透亮或半透明的米粒至黄豆大的水泡，水泡之间由细丝相连成串，形以葡萄。

（4）绒毛膜癌：子宫体明显增大，切面见子宫后壁明显增厚，被暗红色肿物浸润破坏，肿物不规则形，充满宫腔，质脆软，与子宫壁分界不清，子宫内膜破坏，出血、坏死明显。

（5）卵巢浆液性囊腺瘤：肿瘤表面光滑，囊壁薄，灰白色，切面呈单房性，囊内含淡黄色清稀的浆液，囊壁内面可见白色小乳头。

（6）卵巢黏液性囊腺瘤：肿瘤表面光滑，灰白色，切面呈多房性，囊壁内面光滑，囊腔内充满灰白、淡蓝、淡黄、淡红等颜色的半透明凝固物。

（7）卵巢畸胎瘤：肿瘤呈圆形或椭圆形囊状，表面光滑，包膜完整，质地较软，切面见囊内充满皮脂样物，其中混有数量不等的毛发、软骨、骨等。

（8）乳腺癌：乳头向内回缩，乳房皮肤凹凸不平呈"橘皮"样外观，切面见肿瘤组织呈灰白色，质硬，无包膜，侵入周围脂肪组织内，与周围组织界线不清，浸润性生长，部分已侵入胸大肌。

（9）前列腺增生：前列腺体积明显增大，切面呈结节状，灰白，质韧，与周围组织界限不清，部分区域可见扩张成小囊的腔隙。

（10）阴茎癌：肿瘤突出表面生长，呈菜花状，表面溃烂，可见出血和坏死。

2. 组织切片观察

（1）子宫内膜增生症：镜下可见子宫内膜腺体增生，数目增多，大小不等，形状不一，有的腺体很小，有的腺体扩张成囊状，腺上皮多呈高柱状，形成假复层，间质细胞明显增生。

（2）葡萄胎：镜下可见绒毛肿大，绒毛表面被覆有两种细胞，外层为合体滋养层细胞，内层为细胞滋养层细胞，绒毛间质高度水肿，血管大多消失，滋养层细胞增生。

（3）绒毛膜癌：镜下可见子宫平滑肌及凝血块中可见大量片块状、条索状排列的癌细胞团，癌细胞形状、大小不一，核的形状、大小不一，癌细胞排列紊乱，不形成绒毛，没有间质。

（4）宫颈原位癌：镜下可见癌细胞仅限于上皮全层内，尚未突破基底膜，全层上皮细胞具异型性，细胞排列紊乱，层次和极性消失，核大深染，核分裂多见，且有病理性核分裂。

［思考题］

1. 子宫颈癌的病变特点？
2. 葡萄胎与绒毛膜癌的病变特点有何区别？

［实验报告］

1. 描述慢性子宫颈炎、子宫颈癌和乳腺癌的肉眼病变特点。
2. 绘图并描述：子宫颈原位癌（10×40）。

（付玉环）

实验十三　内分泌系统疾病

［实验目的与任务］

1. 观察弥漫性非毒性甲状腺肿的大体特点。
2. 观察糖尿病肾病的病变特点。
3. 讨论糖尿病的临床病理联系及其防护。

[预习要求]

1. 复习甲状腺、胰腺的解剖学、组织学和生理学。
2. 复习甲状腺肿的概念、类型及病变特点。
3. 复习糖尿病和甲状腺功能亢进的防护原则。

[实验内容]

大体标本	组织切片
1. 慢性淋巴细胞性甲状腺炎	1. 糖尿病肾病
2. 弥漫性非毒性甲状腺肿（结节期）	2. 慢性淋巴细胞性甲状腺炎

1. 大体标本观察

（1）慢性淋巴细胞性甲状腺炎：甲状腺弥漫性对称性肿大，稍呈结节状，质地较韧，被膜轻度增厚，切面呈分叶状，灰白色。

（2）弥漫性非毒性甲状腺肿（结节期）：甲状腺不对称结节状增大，结节大小不一，有的结节境界清楚，结节胞膜不完整，切面可有出血、囊性变，并见灰白色瘢痕形成。

2. 组织切片观察

（1）糖尿病肾病：肾小球毛细血管基底膜弥漫增厚，系膜基质重度增生，形成结节状硬化，硬化的系膜区挤压毛细血管腔。

（2）慢性淋巴细胞性甲状腺炎：甲状腺实质广泛破坏、萎缩，滤泡上皮可见嗜酸性变，间质内大量淋巴细胞及不等量的嗜酸性粒细胞浸润，可见淋巴滤泡形成，间质纤维组织增生。

[思考题]

1. 糖尿病除肾脏病变外还可能发生哪些病变？
2. 慢性淋巴细胞性甲状腺炎镜下观甲状腺实质细胞发生萎缩，为什么肉眼观甲状腺发生了肿大？

[实验报告]

绘图并描述：结节性甲状腺肿（10×40）。

（蒋丽萍）

实验十四　传染病及寄生虫病

[目的与要求]

1. 观察结核病的基本病理变化特点。
2. 原发性及继发性肺结核的大体病变特征。
3. 观察伤寒、细菌性痢疾的病理变化。

4. 讨论常见急性传染病的临床病理联系。

[预习要求]

1. 复习与常见传染病有关系统组织学和生理学。
2. 复习本章中学习的重点理论内容。

[实验内容]

大体标本	组织切片
1. 宫颈癌	1. 子宫内膜增生症
2. 子宫肌瘤	2. 葡萄胎
3. 葡萄胎	3. 绒毛膜癌
4. 绒毛膜癌	4. 宫颈原位癌
5. 卵巢浆液性囊腺瘤	
6. 卵巢黏液性囊腺瘤	
7. 卵巢畸胎瘤	
8. 乳腺癌	
9. 前列腺增生	
10. 阴茎癌	

1. 大体标本观察

（1）肺结核原发综合征：肺上叶下部（或下叶上部）近胸膜处，有一直径 1cm 左右的圆形病灶，切面灰黄色，质地致密。肺门支气管周围淋巴结增大，切面呈淡黄色干酪样（结核性淋巴管炎，肉眼一般不易观察）。

（2）慢性纤维空洞型肺结核：肺上叶有一厚壁空洞，空洞壁由灰白色纤维组织构成，其中附着淡黄色干酪样坏死物质。空洞周围肺组织纤维化，胸膜增厚。其余肺组织（肺下叶），可见数个大小不等的结核病灶。

（3）脊柱结核：脊柱纵切面，脊柱向后凸起，该处椎体和椎间盘破坏，引起椎体塌陷，造成驼背畸形。

（4）细菌性痢疾：肠黏膜皱襞消失，表面被覆一层灰白色、干燥似"糠皮"状的假膜，部分区域假膜脱落形成大小不等、形状不一的地图状溃疡，肠黏膜增厚。

（5）肠伤寒：回肠黏膜孤立及集合淋巴滤泡增生肿胀隆起，色灰红，质软似脑回。部分坏死脱落后形成椭圆形溃疡，其长轴与肠纵轴平行。

（6）流行性脑脊髓膜炎：大脑表面脑膜血管扩张充血，蛛网膜下腔内有大量灰黄色脓性渗出物，覆盖着脑沟、脑回，脑室积脓。

（7）梅毒性主动脉炎：升主动脉内膜粗糙不平，呈树皮样，其皱纹粗细、长短及疏密不一。主动脉瓣叶间有分离且增厚。主动脉内膜伴有粥样硬化病变。左心室明显肥厚扩张，部分标本主动脉起始部主动脉壁向外膨出，形成动脉瘤。

（8）慢性结肠阿米巴病：结肠黏膜失去正常光泽及皱襞结构，因反复阿米巴性坏死溃疡及增生而使肠黏膜粗糙不平,似破棉絮状。肠壁增厚。

2. 组织切片观察

(1)急性粟粒型肺结核(结核结节):肺组织内有许多大小相似的结核结节,散在分布。典型的结核结节中央可见郎汉斯巨细胞(细胞体积大,胞质内有多个核排列于细胞周边,呈花环状或马蹄状),周围见大量的类上皮细胞(呈梭形或多边形,胞质丰富,细胞边界不清)。外周有大量淋巴细胞浸润。有的结节中央可见红色干酪样坏死。

(2)慢性纤维空洞型肺结核:肺内空洞壁内层为干酪样坏死物,其中含有大量结核杆菌;中层为结核性肉芽肿;外层为纤维组织。

(3)肠伤寒:回肠黏膜下淋巴滤泡中见大量巨噬细胞增生(伤寒细胞),聚集成团,形成伤寒小结。伤寒细胞体积大,圆形或椭圆形,胞质内常吞噬有淋巴细胞、红细胞或坏死的细胞碎片。

(4)流行性脑脊髓膜炎:蛛网膜血管充血,腔内充满中性粒细胞、纤维素和少量单核细胞、淋巴细胞。脑实质炎症反应不明显。

(5)流行性乙型脑炎:①神经细胞变性、坏死,表现为神经细胞肿胀、尼氏小体消失、胞质内出空泡等。坏死神经细胞周围常环绕增生的胶质细胞,称卫星现象;小胶质细胞包围、吞噬神经元,称噬神经细胞现象;脑组织坏死形成圆形、边界清楚筛网状软化灶。②淋巴细胞袖套反应,血管扩张、充血,血管周围间隙增宽,以淋巴细胞为主炎细胞围绕血管呈套袖状浸润。③小胶质细胞增生,坏死的神经细胞附近小胶质细胞增生聚集形成小胶质细胞结节。

(6)尖锐湿疣:表皮增生呈乳头状,角化不全,棘细胞层明显增生,伴表皮钉突增宽延长;棘细胞层可见挖空细胞,其特点是细胞体积大,胞质空泡状,细胞边缘常残存带状胞质,核大居中,圆形或椭圆形,染色深可见双核或多核。真皮浅层水肿、毛细血管扩张、慢性炎细胞浸润。

(7)梅毒性主动脉炎:动脉内皮细胞及纤维细胞增生,使管壁增厚、管腔狭窄。血管周围单核细胞、淋巴细胞和浆细胞浸润。

(8)肠阿米巴病:大量液化性无结构淡红染坏死区,与正常组织交界处和肠壁小静脉内,可见核小而圆,胞质含有糖原空泡或吞噬红细胞的阿米巴滋养体。

[思考题]

1. 比较原发性与继发性肺结核的异同。
2. 比较细菌性痢疾和伤寒的不同点。
3. 比较流行性脑脊髓膜炎和流行性乙型脑炎的不同点。

[实验报告]

1. 描述原发综合征的病变特征。
2. 描述急性粟粒型肺结核、伤寒和细菌性痢疾的组织学结构特征。
3. 绘图并描述:结核结节(10×40)。

(张 颖)

第二部分 学习指导

绪 论

一、学习要点

1. 掌握病理学与病理生理学的任务和内容。
2. 熟悉病理学与病理生理学的研究方法。
3. 了解病理学与病理生理学在医学中的地位、学习方法及其发展简史。

二、练习题

（一）名词解释

1. 病理学与病理生理学
2. 尸检
3. 活检

（二）填空题

1. 病理学与病理生理学在_____医学和_____医学各学科间起到_____作用。
2. 人体病理学研究方法主要有_____、_____和_____；实验病理学研究方法主要有_____和_____。
3. 临床病理的主要工作是_____和_____。
4. 活检是采用_____、_____、_____、_____和_____等手术方法，取得病人_____病变组织进行病理检查。

（三）选择题

A 型题

1. 下列有关病理学的说法错误的是

    A. 现代病理学可分为病理学和病理生理学两门学科

    B. 病理学和病理生理学的内容都包括总论和各论两方面

    C. 病理学偏重于疾病的功能代谢变化，病理生理学则侧重疾病的形态变化

    D. 病理学以基础医学各学科为基础，为临床医学各学科提供重要的背景知识，在两者之间起到重要的桥梁作用

    E. 病理学是一门实践性和实用性均很突出的学科，病理组织学和细胞学诊断是许多疾病特别是肿瘤的最后确诊手段

2. 下列除了哪一项外，均是活检的目的

    A. 在活体情况下对病人作出诊断　　　　　B. 对术中病人作出即时诊断

C. 定期活检随诊病情
E. 可用于组织化学和免疫组织化学

D. 发现某些特殊种类疾病

3. 有关细胞学检查的说法哪一项是错误的
   A. 方法简便
   B. 病人痛苦小
   C. 结果准确,多数不需配合活检证实
   D. 可广泛用于妇产科、呼吸科等临床科室
   E. 细胞学涂片国际上多采用巴氏染色

4. 病理学对人体研究的常见三大内容是
   A. 尸体解剖、细胞学检查、免疫组化检查
   B. 活体组织检查、免疫组化检查、细胞学检查
   C. 细胞学检查、尸体解剖、电子显微镜检查
   D. 尸体解剖、活体组织检查、细胞学检查
   E. 尸体解剖、活体组织检查、磁共振检查

5. 下列哪项不是病理学的研究范畴
   A. 病因
   B. 发病机制
   C. 疾病的治疗
   D. 病变组织的形态结构
   E. 病变机体的功能、代谢变化

6. 活检采取病变组织的方法有
   A. 局部切除
   B. 内镜钳取
   C. 深部脏器穿刺
   D. 搔刮
   E. 以上均是

7. 临床上最广泛应用的病理学研究方法是
   A. 活检
   B. 尸体解剖
   C. 动物实验
   D. 组织、细胞培养
   E. 核酸杂交技术

X 型题

8. 临床病理学常用的检查方法是
   A. 尸检
   B. 活检
   C. 细胞学检查
   D. 动物实验
   E. 细胞培养

9. 实验病理学常用的研究方法有
   A. 动物实验
   B. 活检
   C. 尸检
   D. 细胞学检查
   E. 组织、细胞培养

(四)问答题

1. 简述病理学与病理生理学的主要研究方法。
2. 简述病理学常用的观察方法。

三、参考答案

（一）名词解释

1. 病理学与病理生理学：是利用自然科学的方法研究疾病的代谢、功能和形态结构等方面的改变，从而揭示疾病的病因、发病机制、病理变化和转归的一门医学基础学科。

2. 尸检：即对死亡者的遗体进行病理解剖，是病理学基本研究方法之一。

3. 活检：是指通过局部手术切除、内镜钳取和穿刺吸取等方法取出病人身体病变部位的组织进行大体、组织学观察，以确定诊断的检查方法。

（二）填空题

1. 基础　临床　桥梁
2. 尸检　活检　细胞学检查　动物实验　组织培养和细胞培养
3. 活检　细胞学检查
4. 局部切除　钳取　细针穿刺　搔刮　摘取　身体

（三）选择题

A 型题

1. C　2. D　3. C　4. D　5. C　6. E　7. A

X 型题

8. BC　9. AE

（四）问答题

1. 简述病理学与病理生理学的主要研究方法。

病理学与病理生理学的主要研究方法有活检、流行病学调查及临床观察、动物实验、尸检、细胞学检查、组织培养和细胞培养、分子生物学技术等。

2. 简述病理学常用的观察方法。

病理学常用的观察方法有大体观察、组织学和细胞学观察、超微结构观察、组织化学和细胞化学、免疫组织化学等。

（陈振文）

第一章　疾病概论

一、学习要点

1. 掌握健康、亚健康、疾病、脑死亡的概念。
2. 熟悉疾病发生的原因、条件与经过。
3. 了解疾病发生的共同规律。

二、练习题

（一）名词解释

1. 健康
2. 亚健康
3. 疾病
4. 病因
5. 脑死亡

（二）填空题

1. 病理学根据研究的角度和方法的不同可分为_____和_____两门学科。
2. 根据传统的观念,死亡过程分为_____、_____和_____。
3. 病因在疾病发生中的作用是_____和决定_____。
4. 先天性致病因素是指能够_____的有害因素,由先天性因素引起的疾病称为_____。
5. 疾病的转归有_____、_____和_____三种结局。
6. 生物性致病因素主要包括_____和_____。
7. 机体在一定的条件下受病因损害作用后,因机体_____调节紊乱而发生的_____过程称为疾病。

（三）选择题

A 型题

1. 最常见的致病因素是
   A. 生物性因素
   B. 物理性因素
   C. 化学性因素
   D. 营养性因素
   E. 遗传性因素

2. 病儿,6 岁,患流行性脑脊髓膜炎,出现高热、头痛、脑膜刺激征。该疾病过程处于
   A. 潜伏期
   B. 前驱期
   C. 症状明显期
   D. 转归期

E. 濒死期

3. 体征是指

  A. 疾病引起病人主观感觉上的异常

  B. 在患病机体检查出的客观存在的异常

  C. 病人有目地的语言和行为异常

  D. 在体表可以观察到的病理变化

  E. 在机体内部出现的结构变化

4. 某些药物能损害正在发育的胎儿,导致胎儿畸形,其致病因素属于

  A. 生物性因素   B. 物理性因素

  C. 化学性因素   D. 营养性因素

  E. 遗传性因素

5. 疾病发生必不可少的因素是

  A. 疾病的条件   B. 疾病的原因

  C. 疾病的危险因素   D. 疾病的诱因

  E. 疾病的外因

6. 下述哪项不符合完全康复的标准

  A. 致病因素已经消除或不起作用

  B. 疾病时发生的损伤性变化完全消失

  C. 劳动能力完全恢复

  D. 机体的自稳调节恢复正常

  E. 遗留有基本病理改变,机体通过代偿来维持相对正常的生命活动

7. 能够促进疾病发生发展的因素称为

  A. 疾病的条件   B. 疾病的原因

  C. 疾病的危险因素   D. 疾病的内因

  E. 疾病的外因

8. 下述哪项属于病人的症状

  A. 体温升高   B. 耳鸣

  C. 白细胞升高   D. 淋巴细胞升高

  E. 肝肿大

9. 下述哪项不属于生物性致病因素

  A. 病毒   B. 细菌

  C. 四氯化碳   D. 立克次体

  E. 疟原虫

10. 导致青霉素过敏的致病因素属于

  A. 生物性因素   B. 理化性因素

  C. 先天性因素   D. 营养性因素

  E. 免疫性因素

11. 疾病的发展方向取决于

  A. 病因的数量与强度   B. 存在的诱因

  C. 机体的抵抗力   D. 损伤与抗损伤力量的对比

    E. 机体自稳调节的能力

12. 进行复苏的关键时期是
    A. 濒死期   B. 临床死亡期
    C. 生物学死亡期   D. 脑死亡期
    E. 转归期

13. 濒死期时
    A. 脑干以上部位处于深度抑制状态   B. 延髓处于深度抑制状态
    C. 全脑机能永久性丧失   D. 脊髓功能处于抑制状态
    E. 小脑功能丧失

14. 发病学研究的内容是
    A. 疾病发生的原因   B. 疾病发生的条件
    C. 疾病发生的诱因   D. 自稳调节紊乱的变化
    E. 疾病发生发展过程中的规律和机制

15. 血友病的致病因素属于
    A. 生物性因素   B. 遗传性因素
    C. 先天性因素   D. 营养性因素
    E. 免疫性因素

（四）问答题

举例说明因果交替规律在发病学中的作用。

三、参考答案

（一）名词解释

1. 健康：不仅是没有疾病或病痛，而且是一种躯体上、精神上和社会上的完好状态。
2. 亚健康：是指机体介于健康与疾病之间的状态，故称其为机体的"第三状态"。
3. 疾病：是指机体在一定病因的作用下，自稳调节紊乱而发生的异常生命活动过程。
4. 病因：是指能引起某一疾病的特定因素，并决定该疾病的特异性。
5. 脑死亡：是指脑干或脑干以上全脑功能的永久性丧失。

（二）填空题

1. 病理解剖学 病理生理学
2. 濒死期 临床死亡期 生物学死亡期
3. 引起疾病 疾病特异性
4. 损害胎儿生长发育 先天性疾病
5. 完全康复 不完全康复 死亡
6. 病原微生物 寄生虫
7. 自稳 异常生命活动

（三）选择题

A 型题

1. A 2. C 3. B 4. C 5. B 6. E 7. A 8. B 9. C 10. E 11. D 12. A
13. A 14. E 15. B

（四）问答题

举例说明因果交替规律在发病学中的作用。

例如,机械力致外伤性出血时,急性大量出血可引起血容量减少,血压下降;血压下降可反射性地使交感神经兴奋,小血管收缩,引起皮肤和腹腔内脏等部位的组织缺氧;持续的组织缺氧又可导致大量血液淤积在毛细血管和微静脉内,而使回心血量和心输出量减少。如此循环作用,每一次因果转化都能使病情进一步恶化。相反,如果能及时采取有效的止血、输血输液等措施,即可防止病情的恶化,使病情向有利于机体康复的方向发展。因此,运用此规律认识疾病发生发展中出现的恶性循环,对正确治疗疾病、防止疾病进一步恶化具有重要意义。

（杨美玲）

第二章　应　激

一、学习要点

1. 掌握应激、应激性溃疡、热休克蛋白、急性期反应蛋白的概念。
2. 熟悉应激的基本表现,应激与相关疾病关系。
3. 了解常见的应激原,应激的防护原则。

二、练习题

(一)名词解释

1. 应激
2. 应激原
3. 应激性溃疡
4. 热休克蛋白
5. 急性期反应蛋白

(二)填空题

1. 病理性应激表现为一个动态的连续过程,分为_____、_____、_____三期。
2. 应激的神经-内分泌系统主要变化是_____系统兴奋和_____系统兴奋。
3. 应激原大致分三类,包括_____、_____和_____。
4. 应激时心血管系统反应主要由_____兴奋引起,基本变化为心率_____,心肌收缩力_____,心输出量_____,血压_____。
5. 应激时泌尿系统功能的主要表现为尿量_____,尿比重_____,尿钠浓度_____。
6. 应激时,交感-肾上腺髓质系统强烈兴奋,_____,出现"应激性溃疡"。

(三)选择题

A 型题

1. 应激是机体受到各种强烈因素刺激时所产生的一种
   A. 损害性全身反应
   B. 特异性全身反应
   C. 全身性非特异性反应
   D. 代偿性全身反应
   E. 防御性全身反应
2. 可作为应激原的是
   A. 高热
   B. 愤怒
   C. 缺氧
   D. 感染
   E. 以上都是

3. 应激过程中儿茶酚胺可促进下列激素分泌,除了
    A. 甲状腺素   B. 促肾上腺皮质激素
    C. 生长激素   D. 肾素
    E. 胰岛素

4. 应激时,心血管系统的代偿反应,不包括
    A. 心率增快   B. 心肌收缩力增强
    C. 外周阻力增高   D. 血液重新分布
    E. 心肌缺血

5. 应激时,生殖系统的改变,说法错误的是
    A. 促性腺激素释放激素分泌减少   B. 黄体生成素分泌减少
    C. 月经不调或停经   D. 哺乳期妇女乳汁分泌减少
    E. 性功能活跃

6. 应激时机体代谢变化特点,错误的是
    A. 机体代谢率明显升高
    B. 糖原分解及糖异生增加,血糖明显升高
    C. 脂肪分解增加,机体对脂肪酸利用亦增加
    D. 分解减少,合成增加
    E. 蛋白质分解代谢增强

7. 关于热休克蛋白的叙述,错误的是
    A. 是机体在热应激(或其他应激)时新合成或合成增多的一组蛋白质
    B. 是急性期反应中血浆的某些浓度迅速变化的蛋白质
    C. 高热时,可维持细胞的正常功能和代谢,提高细胞生存率
    D. 主要生物学功能是帮助蛋白质折叠、移位、复性及降解
    E. 可抑制高浓度活性氧

8. 急性期反应蛋白主要由哪种细胞合成
    A. 肿瘤细胞   B. 单核吞噬细胞
    C. 成纤维细胞   D. 肝细胞
    E. B 淋巴细胞

9. 应激时机体主要通过哪种反应协调机体的整体反应
    A. 免疫系统反应   B. 消化系统反应
    C. 泌尿系统反应   D. 心血管系统反应
    E. 神经内分泌反应

10. 应激性溃疡的发生机制最密切相关的是
    A. 酸中毒   B. 胆汁反流
    C. 胃黏膜缺血   D. 胃黏液的合成和分泌受抑制
    E. 氧自由基

11. 蓝斑 - 交感 - 肾上腺髓质系统对应激最敏感的中枢部位是
    A. 肾上腺皮质   B. 交感神经
    C. 蓝斑   D. 大脑边缘系统
    E. 肾上腺髓质

12. 应激时蓝斑 - 交感 - 肾上腺髓质系统的效应错误的是
    A. 血浆中肾上腺素浓度迅速升高 　　B. 血浆中去甲肾上腺素浓度迅速降低
    C. 血浆中多巴胺浓度迅速升高 　　　D. 血浆中儿茶酚胺浓度迅速升高
    E. 引起兴奋、警觉、紧张、焦虑等情绪反应

13. 下丘脑 - 垂体 - 肾上腺皮质系统的效应,错误的是
    A. 糖皮质激素增多
    B. 中枢效应表现抑郁、焦虑及厌食等情绪行为改变
    C. 学习与记忆能力下降
    D. 血糖高水平
    E. 引起兴奋、警觉、紧张、焦虑等情绪反应

14. 下列器官中,与应激反应的发生机制最密切的是器官是
    A. 心脏 　　　　　　　　　　　　　B. 胸腺
    C. 前列腺 　　　　　　　　　　　　D. 甲状旁腺
    E. 肾上腺

15. 关于蓝斑 - 交感 - 肾上腺髓质系统的中枢效应错误的是
    A. 兴奋、紧张 　　　　　　　　　　B. 激动、警觉
    C. 抑郁 　　　　　　　　　　　　　D. 紧张、恐惧
    E. 焦虑、兴奋

16. 应激时交感 - 肾上腺髓质系统强烈兴奋,引起心血管系统疾病,说法错误的是
    A. 可促进高血压的发生和发展 　　　B. 可导致心肌纤维断裂,心肌坏死
    C. 可导致冠状动脉痉挛 　　　　　　D. 不影响心肌血供
    E. 可诱发心律失常

17. 某大面积烫伤 3 岁病儿,入院第 2 日后出现黑便 2 次。大便潜血阳性。病儿最有可能发生的疾病是
    A. 应激性溃疡 　　　　　　　　　　B. 支气管哮喘
    C. 原发性高血压 　　　　　　　　　D. 心理性应激
    E. 冠心病

18. 某病儿目睹双亲惨死,之后一直闷闷不乐,不与原熟悉小朋友玩耍,常看着父母照片发呆。此病儿可最有可能发生以下哪种疾病
    A. 应激性溃疡 　　　　　　　　　　B. 支气管哮喘
    C. 原发性高血压 　　　　　　　　　D. 心理性应激
    E. 冠心病

X 型题

19. 应激时交感 - 肾上腺髓质系统兴奋带来的有利影响包括
    A. 心率加快,心肌收缩力增强,心输出量增加
    B. 支气管扩张,肺泡通气量增加
    C. 糖原分解增加,并促进脂肪动员
    D. 血液重分布,保证心、脑等重要器官的血液灌流
    E. 血小板数目增加,促进血栓形成

20. 应激时交感 - 肾上腺髓质系统兴奋所产生的带来的有利影响包括

A. 腹腔内脏血管强烈收缩,导致器官缺血

B. 血小板聚集,促进血栓形成

C. 心肌缺血缺氧,引起心肌损伤

D. 能量大量消耗,出现负氮平衡

E. 胃肠黏膜糜烂、溃疡、出血

21. 应激反应的三期为

A. 警觉期　　　　　　　　　　　B. 代偿期

C. 衰竭期　　　　　　　　　　　D. 失代偿期

E. 抵抗期

22. 与应激最密切相关的中枢部位包括

A. 肾上腺髓质　　　　　　　　　B. 下丘脑

C. 甲状腺　　　　　　　　　　　D. 蓝斑

E. 肾上腺皮质

23. 应激时糖皮质激素分泌增加的意义包括

A. 稳定细胞膜及溶酶体膜

B. 促进糖异生

C. 抗炎、抑制免疫反应

D. 维持循环系统对儿茶酚胺的正常反应性

E. 降低血糖

(四)问答题

1. 试述应激反应的概念和病理性应激的分期。

2. 试述应激时糖皮质激素大量分泌的防御意义。

3. 试述应激时蓝斑 - 交感 - 肾上腺髓质系统兴奋的不利与有利影响。

4. 应激性溃疡的发生机制主要有哪些?

三、参考答案

(一)名词解释

1. 应激:是指机体在受到内外环境因素及社会、心理因素刺激时所出现的全身性非特异性适应反应。

2. 应激原:能够引起应激反应的各种刺激因素被称为应激原。

3. 应激性溃疡:指在大面积烧伤、严重创伤、休克等应激状态下所出现的胃、十二指肠黏膜急性损伤,表现为黏膜糜烂、溃疡、出血。

4. 热休克蛋白:是指机体在热应激(或其他应激)时新合成或合成增多的一组蛋白质。

5. 急性期反应蛋白:在应激反应急性期血浆中某些蛋白质浓度迅速升高,这些蛋白质被称为急性期反应蛋白。

(二)填空题

1. 警觉期　抵抗期　衰竭期

2. 蓝斑 - 交感 - 肾上腺髓质　下丘脑 - 垂体 - 肾上腺皮质

3. 外环境因素　内环境因素　心理、社会因素

4. 交感 - 肾上腺髓质系统　增快　增强　增加　升高

5. 减少 升高 降低

6. 胃肠黏膜血流量减少

（三）选择题

A 型题

1. C 2. E 3. E 4. E 5. E 6. D 7. B 8. D 9. E 10. C 11. C 12. B 13. E 14. E 15. C 16. D 17. A 18. D

X 型题

19. ABCD 20. ABCDE 21. ACE 22. BD 23. ABCD

（四）问答题

1. 试述应激反应的概念和病理性应激的分期。

应激是指机体在受到内外环境因素及社会、心理因素刺激时所出现的全身性非特异性适应反应。病理性应激分为三期：①警觉期；②抵抗期；③衰竭期。

2. 试述应激时糖皮质激素大量分泌的防御意义。

糖皮质激素增高对机体的积极有利作用：①促进蛋白质分解及糖原异生，补充肝糖原储备，同时抑制外周组织对葡萄糖利用，提高血糖水平；②维持循环系统对儿茶酚胺的反应性；③稳定细胞膜及溶酶体膜，对细胞发挥保护作用；④抑制多种促炎介质的产生，并诱导多种抗炎介质的产生，具有强大的抗炎作用。

3. 试述应激时蓝斑 - 交感 - 肾上腺髓质系统兴奋的不利与有利影响。

蓝斑 - 交感 - 肾上腺髓质系统的中枢效应主要是引起兴奋、警觉及紧张、焦虑等情绪反应；外周效应主要表现为血浆中肾上腺素、去甲肾上腺素及多巴胺等儿茶酚胺浓度的迅速升高。

（1）积极有利作用：①对心血管的兴奋作用：交感神经兴奋及儿茶酚胺释放使心率加快，心肌收缩力增强，心输出量增加。血液重新分配，保证心、脑等重要器官的血液灌流。②对呼吸的影响：儿茶酚胺引起支气管扩张，有利于增加肺泡通气量。③对代谢的影响：儿茶酚胺使糖原分解增加，血糖升高，并促进脂肪动员，满足应激时机体对能量需求的增加。④对其他激素分泌的影响：儿茶酚胺促进促肾上腺皮质激素、生长激素、肾素及甲状腺素等分泌。

（2）不利影响：强烈及持续的交感 - 肾上腺髓质系统兴奋也可对机体造成明显损害。该系统兴奋时，腹腔内脏血管强烈收缩，可导致腹腔内脏器官缺血，表现为胃肠黏膜的糜烂、溃疡、出血；外周小血管的收缩可使血压升高；儿茶酚胺促使血小板聚集，并可使血小板数目增加，促进血栓形成；心率增快和心肌耗氧量增加可导致心肌缺血，引起心肌损伤；能量物质大量消耗，出现负氮平衡；儿茶酚胺代谢过程中氧自由基生成增多，引起机体脂质过氧化反应增强。

4. 应激性溃疡的发生机制主要有哪些？

应激性溃疡的发生机制主要有以下几个方面。①黏膜缺血：应激时儿茶酚胺增多使胃和十二指肠黏膜小血管强烈收缩，黏膜缺血使黏膜屏障受到破坏，导致黏膜损伤；②糖皮质激素的作用：一方面抑制胃黏液的合成和分泌，另一方面黏膜细胞蛋白质分解大于合成，使黏膜细胞再生能力减弱；③其他因素：应激时产生酸中毒有助于溃疡的发生和加速溃疡形成；应激时产生大量氧自由基，可引起黏膜损伤。

（张可丽）

第三章　缺　氧

一、学习要点

掌握缺氧、发绀的概念,缺氧的类型,常用的血氧指标及其意义;熟悉低张性缺氧、血液性缺氧、循环性缺氧和组织性缺氧的原因及血氧指标变化特点;了解缺氧时机体的功能及代谢变化及防治和护理原则。

二、练习题

(一)名词解释

1. 缺氧

2. 血氧分压

3. 血氧容量

4. 血氧含量

5. 血氧饱和度

6. 低张性缺氧

7. 血液性缺氧

8. 循环性缺氧

9. 组织性缺氧

10. 发绀

11. 肠源性青紫

(二)填空题

1. 正常人动脉血氧分压约为 100mmHg,主要取决于_____和_____。

2. 根据缺氧的原因和血氧变化的特点,一般将缺氧分为_____、_____、_____、_____四种类型。

3. 血氧含量高低主要取决于_____和_____。

4. 血氧容量高低主要取决于血红蛋白的_____和_____。

5. 低张性缺氧的原因有_____、_____、_____。

6. 循环性缺氧的突出血氧变化特点是动静脉氧含量差_____。

7. 血液性缺氧的原因有_____、_____、_____。

8. 组织性缺氧的原因有_____、_____、_____。

9. 组织性缺氧的突出血氧变化特点是动静脉氧含量差_____。

10. 缺氧时皮肤黏膜颜色往往发生改变,严重贫血呈_____色,CO 中毒呈_____色,淤血呈_____色,高铁血红蛋白血症呈_____色,氰化物中毒呈_____色。

11. 急性缺氧初期,心率_____,心肌收缩力_____,心输出量_____,此为机体适应性反应。

12. 氧疗对_____性缺氧疗效较好。

(三)选择题

A 型题

1. 缺氧是由于
   A. 血液中氧容量降低
   B. 血液中氧分压降低
   C. 血液中氧饱和度降低
   D. 向组织供氧不足或组织利用氧障碍
   E. 血液中氧含量降低

2. 决定血氧饱和度最主要因素是
   A. 血液 pH
   B. 血液温度
   C. 血氧含量
   D. 血氧容量
   E. 血氧分压

3. 正常人进入高原或通风不良的矿井中发生缺氧的原因是
   A. 循环血量减少
   B. 血液携带氧不容易释放
   C. 吸入气的氧分压降低
   D. 肺换气功能障碍
   E. 组织细胞利用氧障碍

4. 动脉血氧分压降低,血氧含量降低,血氧饱和度降低见于
   A. 低张性缺氧
   B. 组织性缺氧
   C. 淤血性缺氧
   D. 缺血性缺氧
   E. 血液性缺氧

5. 乏氧性缺氧又称为
   A. 血液性缺氧
   B. 低张性缺氧
   C. 组织性缺氧
   D. 淤血性缺氧
   E. 缺血性缺氧

6. 检查动静脉血氧含量差主要反映的是
   A. 肺的通气功能
   B. 肺的换气功能
   C. 组织摄取和利用氧能力
   D. 吸入气体氧分压
   E. 血红蛋白的质和量

7. 静脉血分流入动脉可造成
   A. 组织性缺氧
   B. 淤血性缺氧
   C. 缺血性缺氧
   D. 乏氧性缺氧
   E. 血液性缺氧

8. 严重贫血可引起
   A. 低动力性缺氧
   B. 组织性缺氧
   C. 血液性缺氧
   D. 乏氧性缺氧
   E. 循环性缺氧

9. 引起循环性缺氧原因有
   A. 一氧化碳中毒
   B. 动脉栓塞

    C. 贫血   D. 肺水肿

    E. 线粒体损伤

10. 循环性缺氧可由下列何种原因引起

    A. 大气供氧不足   B. 肺气肿

    C. 高铁血红蛋白血症   D. 组织供血量减少

    E. 血中红细胞数减少

11. 组织性缺氧时

    A. 血氧容量增加   B. 血氧容量、血氧含量一般均降低

    C. 血氧容量、血氧含量一般均正常   D. 血氧容量降低

    E. 血氧含量降低

12. 血氧容量、血氧含量和动脉血氧分压正常,而动 - 静脉血氧含量差变小见于

    A. 一氧化碳中毒   B. 慢性贫血

    C. 心力衰竭   D. 氰化物中毒

    E. 休克

13. 血氧容量、血氧含量和动脉血氧分压正常,而动 - 静脉血氧含量差变大见于

    A. 心力衰竭   B. 肺气肿

    C. 氰化物中毒   D. 线粒体损伤

    E. 呼吸衰竭

14. 对缺氧最敏感的器官是

    A. 心脏   B. 肝

    C. 肺   D. 肾

    E. 脑

15. 引起肠源性青紫原因是

    A. 肺水肿   B. 亚硝酸盐中毒

    C. 心力衰竭   D. 氰化物中毒

    E. 一氧化碳中毒

16. 吸氧疗法对何种病变引起缺氧效果最佳

    A. 亚硝酸盐中毒   B. 右向左分流先天性心脏病

    C. 心力衰竭   D. 失血性休克

    E. 肺水肿

17. 血液性缺氧的血氧指标特殊变化是

    A. 动脉血氧饱和度正常   B. 动静脉氧含量差下降

    C. 动脉血氧分压正常   D. 血氧容量降低

    E. 动脉血氧含量下降

18. 急性低张性缺氧时机体最重要代偿反应是

    A. 红细胞增多   B. 脑血流量增加

    C. 肺通气量增加   D. 心肌收缩力增强

    E. 心率加快

X型题

19. 血氧含量取决于
    A. 血氧容量
    B. 血氧分压
    C. 内呼吸功能
    D. 血氧饱和度
    E. 外呼吸功能

20. 严重持续缺氧时,对机体的影响有
    A. 中枢神经系统功能障碍
    B. 冠状动脉血液灌流量减少
    C. 心肌收缩性减弱
    D. 心输出量减少
    E. 中枢性呼吸衰竭

21. 乏氧性缺氧时
    A. 血氧含量降低
    B. 血氧饱和度降低
    C. 动脉血氧分压降低
    D. 血氧饱和度正常
    E. 血氧容量正常

22. 血液性缺氧时
    A. 血氧饱和度正常
    B. 动脉血氧分压正常
    C. 血氧含量降低
    D. 血氧容量降低
    E. 动脉血氧分压降低

23. 循环性缺氧时
    A. 动静脉氧含量差变大
    B. 动脉血氧分压正常
    C. 血氧含量正常
    D. 血氧饱和度正常
    E. 血氧容量正常

24. 组织性缺氧时
    A. 动静脉氧含量差变小
    B. 血氧容量正常
    C. 血氧含量正常
    D. 血氧饱和度正常
    E. 动脉血氧分压正常

(四)问答题

1. 简述常用血氧指标的概念及其意义。
2. 试述低张性缺氧引起的代偿性心血管反应。
3. 一氧化碳中毒如何导致缺氧?
4. 试述发绀和缺氧间的关系。
5. 慢性缺氧者组织细胞出现哪些代偿性适应变化?
6. 缺氧时中枢神经系统会出现哪些变化?
7. 试述影响机体对缺氧耐受性的因素。
8. 试分析严重贫血、CO中毒、高铁血红蛋白血症和氰化物中毒时,皮肤黏膜会产生何种变化? 为什么?
9. 氰化物中毒会导致哪一种类型缺氧? 为什么?
10. 简述各型缺氧的血氧变化特点。

(吴义春)

三、参考答案

(一) 名词解释

1. 缺氧:是指组织供氧不足或用氧障碍,从而引起细胞代谢、功能以致形态结构发生异常变化的病理过程。

2. 血氧分压:为溶解在血液中的氧产生的张力。

3. 血氧容量:为 100ml 血液中的血红蛋白被氧充分饱和时的最大带氧量。

4. 血氧含量:为 100ml 血液中的实际带氧量。主要取决于血氧分压和血氧容量。

5. 血氧饱和度:是指血红蛋白与氧结合的百分数。血氧饱和度主要取决于血氧分压。

6. 低张性缺氧:由动脉血氧分压降低引起的组织供氧不足,又称乏氧性缺氧。

7. 血液性缺氧:由于血红蛋白数量减少或性质改变,以致血液携带氧的能力下降或血红蛋白结合的氧不易释出所引起的组织缺氧。

8. 循环性缺氧:因组织血流量减少引起的组织供氧不足。

9. 组织性缺氧:在组织供氧正常的情况下,因细胞不能有效地利用氧而导致的缺氧。

10. 发绀:当毛细血管血液中脱氧血红蛋白的平均浓度超过 5g/dl 时,皮肤和黏膜呈青紫色。

11. 肠源性青紫:当食用大量含硝酸盐腌菜或变质剩菜后,硝酸盐在肠道被细菌还原为亚硝酸盐,后者可使大量血红蛋白氧化成高铁血红蛋白。因进食导致大量血红蛋白氧化而引起的高铁血红蛋白血症又称为肠源性青紫。

(二) 填空题

1. 吸入气体的氧分压 外呼吸功能

2. 低张性缺氧 血液性缺氧 循环性缺氧 组织性缺氧

3. 血氧分压 血氧容量

4. 质 量

5. 吸入气氧分压过低 外呼吸功能障碍 静脉血分流入动脉血

6. 增大

7. 贫血 一氧化碳中毒 高铁血红蛋白血症

8. 组织中毒 线粒体损伤 维生素缺乏

9. 减小

10. 苍白 樱桃红 青紫 咖啡 玫瑰红

11. 加快 增强 增加

12. 低张

(三) 选择题

A 型题

1. D 2. E 3. C 4. A 5. B 6. C 7. D 8. C 9. B 10. D 11. C 12. D 13. A 14. E 15. B 16. E 17. D 18. C

X 型题

19. AB 20. ABCDE 21. ABCE 22. ABCD 23. ABCDE 24. ABCDE

(四) 问答题

1. 简述常用血氧指标的概念及其意义。

　　血氧分压是指溶解在血液中的氧所产生的张力。动脉血氧分压高低主要取决于吸入气体的氧分压和外呼吸功能。血氧容量是指 100ml 血液中的血红蛋白被氧充分饱和时的最大带氧量，取决于血红蛋白的质和量。血氧含量是指 100ml 血液中血红蛋白的实际含氧量，包括血红蛋白结合氧和溶解氧。主要受血氧分压和血氧容量的影响。血氧饱和度是指血液中结合氧的血红蛋白占总血红蛋白的百分比。血氧饱和度主要受血氧分压的影响。

　　2. 试述低张性缺氧引起的代偿性心血管反应。

　　代偿性心血管反应包括：①心输出量增加：急性轻中度缺氧时，心率加快，心肌收缩力增强，回心血量增多；②血流重分布：缺氧时，皮肤、腹腔内脏器官因交感神经兴奋，缩血管作用占优势，故血管收缩，相应组织器官血流量减少；心、脑血管因局部组织代谢产物（乳酸、腺苷等）的扩血管作用，使心、脑的供血量增多。③肺血管收缩：当肺泡气 PO_2 降低时，可引起该部位肺小动脉收缩，使血流转向通气充分的肺泡。局部肺血管收缩反应有利于维持肺泡通气与血流的适当比例，减少功能分流，可维持较高的 PaO_2；④毛细血管增生，氧从血管内向组织细胞弥散的距离缩短，增加了对组织的供氧量。

　　3. 一氧化碳中毒如何导致缺氧？

　　一氧化碳与血红蛋白结合成为碳氧血红蛋白，从而失去携氧能力。CO 与血红蛋白的亲和力是氧的 210 倍。此外，当 CO 与血红蛋白分子中的某个血红素结合后，将增加其余 3 个血红素对氧的亲和力，使血红蛋白分子中已结合氧不易释放。CO 能抑制红细胞内糖酵解，使 2,3-DPG 生成减少，导致氧离曲线左移。

　　4. 试述发绀和缺氧间的关系。

　　当毛细血管血液中脱氧血红蛋白的平均浓度超过 5g/dl 时，皮肤和黏膜呈青紫色，称为发绀。发绀是缺氧的表现，但缺氧病人因缺氧类型不同不一定都有发绀。

　　5. 慢性缺氧者组织细胞出现哪些代偿性适应变化？

　　代偿性适应变化包括：①细胞利用氧的能力增强：细胞内线粒体的数目和膜的表面积增加，呼吸链中的酶如琥珀酸脱氢酶、细胞色素氧化酶含量增多，酶活性增高，使细胞利用氧的能力增强；②糖酵解增强；③肌红蛋白增加；④低代谢状态：缺氧时细胞处于低代谢状态，耗氧过程减弱，耗氧量减少，有利于细胞在缺氧条件下生存。

　　6. 缺氧时中枢神经系统会出现哪些变化？

　　急性缺氧可出现头痛、情绪激动、思维力、记忆力、判断力降低或丧失以及运动不协调。缓慢发生的缺氧，病人易疲劳、嗜睡、注意力不集中及精神抑郁等。严重缺氧可导致烦躁不安、惊厥和昏迷。缺氧可直接损害中枢神经系统的功能。缺氧可引起脑细胞水肿、坏死和脑间质水肿，引起中枢神经系统功能障碍。

　　7. 试述影响机体对缺氧耐受性的因素。

　　耐受性的因素包括：①代谢耗氧率：机体代谢率高，对缺氧的耐受性较差；体温降低、中枢神经抑制等可使耗氧量减少，使机体对缺氧的耐受能力增强；②机体的代偿能力：机体缺氧时，通过呼吸、循环和血液系统的代偿性反应增加对组织的供氧量；通过组织细胞的代偿性反应提高利用氧的能力。

　　8. 试分析严重贫血、CO 中毒、高铁血红蛋白血症和氰化物中毒时，皮肤黏膜会产生何种变化？为什么？

　　严重贫血病人由于血中红细胞或血红蛋白减少，皮肤黏膜呈现苍白色。CO 中毒病人由于血液中碳氧血红蛋白含量增加，因碳氧血红蛋白颜色鲜红，故皮肤黏膜呈樱桃红色。高铁血红蛋白血症时,病人血液中高铁血红蛋白含量超过正常,因其呈棕褐色,病人皮肤和黏膜呈咖啡色。氰化物中毒时,由于组织细胞用氧能力障碍,使静脉血氧含量增大,静脉内氧合血红蛋白增多,故病人皮肤黏膜呈玫瑰红色。

9. 氰化物中毒会导致哪一种类型缺氧? 为什么?

氰化物中毒会导致组织性缺氧。各种氰化物可经消化道、呼吸道或皮肤进入体内,分解出的 CN^- 与氧化型细胞色素氧化酶的 Fe^{3+} 结合为氰化高铁细胞色素氧化酶,阻碍其还原为 Fe^{2+} 的还原型细胞色素氧化酶,使呼吸链电子传递中断,组织不能利用氧,ATP 生成受阻。

10. 简述各型缺氧的血氧变化特点。

根据缺氧的原因和血氧变化特点,一般将缺氧分为乏氧性、血液性、循环性和组织性四种类型,其血氧变化特点如下。①乏氧性缺氧:动脉血氧分压降低,血氧含量降低,血氧饱和度降低,血氧容量正常,动 - 静脉血氧含量差减小(慢性缺氧可正常)。②血液性缺氧:动脉血氧分压正常,血氧容量降低,血氧含量降低,血氧饱和度降低,动 - 静脉血氧含量差减小。③循环性缺氧:动脉血氧分压正常,血氧容量正常,血氧含量正常,血氧饱和度正常,动 - 静脉血氧含量差增大;④组织性缺氧:动脉血氧分压、血氧容量、血氧含量和血氧饱和度正常,动 - 静脉血氧含量差减小。

(吴义春)

第四章 细胞和组织的适应、损伤与修复

一、学习要点

1. 掌握：萎缩、化生、变性、坏死、坏疽、凋亡、再生、肉芽组织等概念，坏死的基本病理变化，坏死、坏疽的类型，坏死的结局及肉芽组织的功能。

2. 熟悉：萎缩、肥大、增生、玻璃样变、细胞再生能力的分类，细胞水肿、脂肪变性、血管壁玻璃样变的病理变化，细胞凋亡与坏死、肉芽组织与瘢痕组织、一期愈合与二期愈合的区别，骨折愈合的过程。

3. 了解：细胞水肿、脂肪变性的原因，瘢痕组织对机体的影响，影响创伤愈合的因素和防护原则。

二、练习题

（一）名词解释

1. 萎缩
2. 肥大
3. 增生
4. 化生
5. 变性
6. 坏死
7. 坏疽
8. 溃疡
9. 空洞
10. 机化
11. 凋亡
12. 修复
13. 肉芽组织

（二）填空题

1. 适应在形态上一般表现为_____、_____、_____和_____。

2. 小儿麻痹症病人的肢体萎缩属_____萎缩；肾盂积水引起的肾实质萎缩属于_____萎缩；脑垂体肿瘤引起的肾上腺皮质萎缩属_____萎缩；脑动脉硬化时因慢性缺血所致的脑萎缩属于_____萎缩。

3. 细胞水肿时，光镜下出现在病变细胞浆内的颗粒，电镜下证实是肿大扩张的_____和_____。

4. 脂肪变性最常见的器官是_____。

5. 玻璃样变常见_____、_____和_____。

6. 细胞坏死在组织学上的主要标志是_____的变化,光镜下常表现为_____、_____和_____。

7. 坏疽可分为_____、_____和_____。

8. 气性坏疽常继发于深在的_____创伤,_____感染,细菌分解坏死组织产生大量_____,使坏死组织呈_____状。

9. 肉芽组织主要由_____和_____组成,并伴有_____浸润。

10. 骨折愈合过程可分为四个阶段_____、_____、_____和_____。

（三）选择题

A 型题

1. 全身营养不良时,首先发生萎缩的组织或器官是
   A. 骨骼肌　　　　　　　　　　　B. 脂肪组织
   C. 肝脏　　　　　　　　　　　　D. 心肌
   E. 脑

2. 下列哪项萎缩属于生理性萎缩
   A. 营养不良性萎缩　　　　　　　B. 老年性萎缩
   C. 压迫性萎缩　　　　　　　　　D. 神经性萎缩
   E. 内分泌性萎缩

3. 下列哪项属于失用性萎缩
   A. 神经损伤后的肌肉萎缩　　　　B. 恶性肿瘤病人出现的恶病质
   C. 骨折固定后相应肌肉的萎缩　　D. 肿瘤压迫引起的邻近组织萎缩
   E. 垂体病变引起的性腺萎缩

4. 下列哪项是生理性肥大
   A. 高血压病人左心室心肌肥大
   B. 一侧肾切除后对侧肾脏体积增大
   C. 男性尿道阻塞时膀胱壁平滑肌细胞的肥大
   D. 女性妊娠期子宫平滑肌细胞的体积增大
   E. 晚期肾小球肾炎时残存肾单位的肥大

5. 不属于化生的是
   A. 柱状上皮转变为鳞状上皮　　　B. 纤维组织转变为骨组织
   C. 胃黏膜中出现肠黏膜上皮　　　D. 肉芽组织变化为瘢痕组织
   E. 支气管上皮转变为鳞状上皮

6. 细胞水肿时细胞器的主要变化是
   A. 细胞核的损伤　　　　　　　　B. 细胞膜的损伤
   C. 中心粒受损　　　　　　　　　D. 线粒体肿大和内质网扩张
   E. 高尔基体损伤

7. 脂肪变性细胞质内出现
   A. 水分增多　　　　　　　　　　B. 出现脂肪滴或脂肪滴过多
   C. 糖原增多　　　　　　　　　　D. 蛋白质增多

E. 高尔基体数量增多

8. 下列哪种变性最为常见
   A. 脂肪变性
   B. 细胞水肿
   C. 结缔组织玻璃样变
   D. 淀粉样变性
   E. 黏液样变性

9. 细胞坏死时的特征性变化是
   A. 细胞核浓染
   B. 核固缩、核碎裂、核溶解
   C. 细胞内出现异常物质
   D. 细胞膜增厚
   E. 细胞间出现异常物质

10. 下列哪处脏器梗死后常发生液化
    A. 肾
    B. 心
    C. 脑
    D. 脾
    E. 肝

11. 结核病的干酪样坏死属于
    A. 液化性坏死
    B. 凝固性坏死
    C. 纤维素样坏死
    D. 败血性梗死
    E. 嗜酸性坏死

12. 坏疽与其他坏死的最根本区别是
    A. 病变较大
    B. 发生部位
    C. 动脉阻塞程度
    D. 静脉回流情况
    E. 伴腐败菌感染

13. 下列哪种器官不易发生坏疽
    A. 阑尾
    B. 肺
    C. 脑
    D. 肠
    E. 子宫

14. 干性坏疽出现的部位常常是
    A. 肺
    B. 足
    C. 肠
    D. 脾
    E. 肝

15. 下列哪一项不是坏死的结局
    A. 溶解吸收
    B. 分离排出
    C. 机化
    D. 包裹、钙化
    E. 病因消除后细胞恢复正常

16. 坏死组织不会出现下列哪种变化
    A. 分化
    B. 液化
    C. 机化
    D. 钙化
    E. 软化

17. 凋亡是指
    A. 机体内单个细胞或小团细胞死亡,并引发炎症反应
    B. 机体内大片细胞死亡

C. 机体内单个细胞的死亡,质膜不破裂

D. 机体内大片细胞死亡,形成碎片状坏死

E. 机体内大片细胞死亡,并连接成带状

18. 关于肉芽组织的功能下列哪项除外

    A. 抗感染　　　　　　　　　　　　B. 保护创面

    C. 填补伤口　　　　　　　　　　　D. 机化坏死组织

    E. 肉芽组织变为瘢痕组织

19. 坏死组织逐渐由肉芽组织取代的过程称为

    A. 化生　　　　　　　　　　　　　B. 再生

    C. 适应　　　　　　　　　　　　　D. 修复

    E. 机化

20. 下列哪项不符合一期愈合的条件

    A. 组织缺损小　　　　　　　　　　B. 创缘整齐

    C. 对合严密　　　　　　　　　　　D. 伤口内存有少量异物

    E. 不伴有感染

(四)问答题

1. 病理性萎缩包括哪些类型?

2. 何谓化生? 举例说明。

3. 玻璃样变有几种类型? 各举一例说明。

4. 坏死的类型和结局有哪些?

5. 肉芽组织的结构与功能是什么?

6. Ⅰ期愈合的条件是什么?

7. Ⅱ期愈合的条件是什么?

三、参考答案

(一)名词解释

1. 萎缩:已发育正常的细胞、组织或器官的体积缩小,称为萎缩。

2. 肥大:细胞、组织和器官的体积增大,称为肥大。

3. 增生:组织或器官内实质细胞数量的增多,常导致组织或器官的体积增大,称为增生。

4. 化生:是指由于环境改变的刺激作用,正常组织转化为另一种分化成熟组织的过程称为化生。

5. 变性:细胞物质代谢障碍引起的一类形态学变化,指细胞或细胞间质内出现一些异常物质或正常物质含量异常增多的现象,称为变性。

6. 坏死:机体内局部组织、细胞的死亡,称为坏死。

7. 坏疽:较大范围组织坏死合并不同程度的腐败菌感染称坏疽。

8. 溃疡:皮肤或黏膜的坏死组织脱落后,在该处遗留较深的组织缺损,称溃疡。

9. 空洞:肺、肾等器官的坏死组织液化后,可经气管或输尿管等自然管道排出,在该处留有的空腔,称空洞。

10. 机化:由肉芽组织取代坏死组织、血栓、炎性渗出物以及其他异物的过程,称为机化。

11. 凋亡:活体内单个细胞的程序性死亡,称为凋亡。

12. 修复:损伤造成机体局部细胞和组织丧失,由邻近健康细胞对所形成的缺损进行修补恢复的过程称为修复。

13. 肉芽组织:由新生的毛细血管和成纤维细胞组成的幼稚的纤维结缔组织称为肉芽组织。

(二)填空题

1. 肥大 萎缩 增生 化生
2. 去神经性 压迫性 内分泌性 营养不良性
3. 线粒体 粗面内质网
4. 肝脏
5. 细胞内 纤维结缔组织 细动脉壁
6. 细胞核 核固缩 核碎裂 核溶解
7. 干性坏疽 湿性坏疽 气性坏疽
8. 开放性 厌氧菌 气体 蜂窝
9. 新生毛细血管 成纤维细胞 炎细胞
10. 血肿形成 纤维性骨痂形成 骨性骨痂形成 骨痂改建或再塑

(三)选择题

A型题

1. B　2. B　3. C　4. D　5. D　6. D　7. B　8. B　9. B　10. C　11. B　12. E　13. C　14. B　15. E　16. A　17. C　18. E　19. E　20. D

(四)问答题

1. 病理性萎缩包括哪些类型?

病理性萎缩包括营养不良性萎缩、压迫性萎缩、失用性萎缩、去神经性萎缩、内分泌性萎缩。

2. 何谓化生?举例说明。

化生是一种分化成熟的细胞转化为另一种分化成熟细胞的过程。由具有分裂能力的未分化细胞分化为性质相似的组织所致。如气管和支气管黏膜的纤毛柱状上皮转化为鳞状上皮。

3. 玻璃样变有几种类型?各举一例说明。

玻璃样变类型:①结缔组织玻璃样变,如瘢痕;②细动脉壁玻璃样变,如高血压病的细小动脉;③细胞内玻璃样变,如蛋白尿的肾小管上皮细胞。

4. 坏死的类型和结局有哪些?

坏死的类型一般分为凝固性坏死、液化性坏死和纤维素样坏死三个基本类型。还有干酪样坏死、坏疽等特殊类型。坏疽分为干性、湿性和气性三种类型。结局包括溶解吸收、分离排出、机化与包裹、钙化。

5. 肉芽组织的结构与功能是什么?

结构:由新生的毛细血管和成纤维细胞组成的幼稚纤维结缔组织,可伴炎细胞浸润。

功能:抗感染及保护创面;机化或包裹坏死组织、血栓、炎症渗出物以及其他异物;填补伤口及组织缺损。

6. Ⅰ期愈合的条件是什么?

组织缺损少、创缘整齐、无感染、经黏合或缝合后创面对合严密的伤口。

7. Ⅱ期愈合的条件是什么?

组织缺损大,创缘不整、哆开,无法整齐对合,或伴有感染,继续引起局部组织变性、坏死,炎症反应明显;伤口大有大量的肉芽组织填平伤口;愈合时间长,形成较大瘢痕。

(伊 雪)

第五章　局部血液循环障碍

一、学习要点

1. 掌握淤血、血栓形成、栓塞、梗死的概念,淤血的病理变化及其后果,血栓形成的条件,梗死的类型及其病理变化。

2. 熟悉血栓形成的过程和类型,血栓形成的结局以及对机体的影响,梗死的原因及其对机体的影响。

3. 了解出血的原因、类型及其后果。

二、练习题

(一)名词解释

1. 淤血
2. 心力衰竭细胞
3. 槟榔肝
4. 血栓形成
5. 栓塞
6. 栓子
7. 梗死

(二)填空题

1. 引起淤血的原因有_____、_____及_____。
2. 长期慢性淤血可引起_____、_____、_____、_____。
3. 血栓形成的条件有_____、_____及_____。
4. 血栓的类型有_____、_____、_____、_____。
5. 栓塞的类型有_____、_____、_____、_____、_____。
6. 贫血性梗死好发于_____、_____、_____、_____。
7. 出血性梗死好发器官有_____、_____。

(三)选择题

A 型题

1. 心力衰竭细胞是指心力衰竭时出现的
   A. 含脂褐素的心肌细胞
   B. 肺泡腔的泡沫细胞
   C. 肺泡腔内吞噬炭末的巨噬细胞

    D. 肺泡腔内含有含铁血黄素的巨噬细胞

    E. 肺泡腔内吞噬矽尘的巨噬细胞

2. 慢性肝淤血病变的叙述,哪项是错误的
    A. 中央静脉扩张   B. 肝细胞萎缩
    C. 肝细胞脂肪变性   D. 肝窦扩张
    E. 肝细胞大片坏死

3. 槟榔肝是指
    A. 肝脂肪变性   B. 肝硬化
    C. 肝细胞萎缩   D. 慢性肝淤血
    E. 肝细胞肿胀

4. 风湿性心内膜炎瓣膜闭锁缘血栓的主要成分是
    A. 血小板和纤维素   B. 毛细血管和成纤维细胞
    C. 血小板和白细胞   D. 血小板和内皮细胞
    E. 血小板和成纤维细胞

5. 血栓由肉芽组织取代的过程称为
    A. 钙化   B. 溶解
    C. 吸收   D. 机化
    E. 再通

6. 下列哪项不是体循环淤血的表现
    A. 颈静脉怒张   B. 肝脾淤血
    C. 下肢水肿   D. 肺淤血
    E. 下肢淤血

7. 肺动脉血栓栓塞的栓子主要来自
    A. 下肢静脉   B. 门静脉
    C. 上腔静脉   D. 头颈静脉
    E. 胸壁静脉

8. 最常见的栓塞为
    A. 细菌栓塞   B. 血栓栓塞
    C. 脂肪栓塞   D. 羊水栓塞
    E. 气体栓塞

9. 潜水员从深水中过快的升至水面可导致
    A. 空气栓塞   B. 细菌栓塞
    C. 脂肪栓塞   D. 氮气栓塞
    E. 细胞栓塞

10. 脂肪栓塞易发生于
    A. 潜水作业时   B. 分娩时
    C. 外伤骨折时   D. 输血时
    E. 静脉注射时

11. 肠扭转可引起肠壁发生
    A. 液化性坏死   B. 贫血性梗死

C. 干性坏疽　　　　　　　　　　　　D. 出血性梗死

E. 气性坏疽

12. 心肌梗死大体改变是

　　A. 锥体形　　　　　　　　　　　　B. 楔形

　　C. 圆形　　　　　　　　　　　　　D. 扇面形

　　E. 不规则形

X 型题

13. 肺梗死常为出血性梗死,其原因是

　　A. 双重血供　　　　　　　　　　　B. 组织疏松

　　C. 严重淤血　　　　　　　　　　　D. 动脉树枝状分布

　　E. 组织致密

14. 血管内膜损伤容易形成血栓,其原因是

　　A. 损伤内皮细胞释放组织因子　　　B. 损伤内皮释放二磷酸腺苷

　　C. 裸露的胶原纤维吸附血小板　　　D. 裸露的胶原纤维激活第Ⅲ因子

　　E. 裸露的胶原纤维激活第Ⅻ因子

15. 淤血的病理变化及后果

　　A. 淤血性水肿　　　　　　　　　　B. 淤血性出血

　　C. 实质细胞变性　　　　　　　　　D. 血压降低

　　E. 淤血性硬化

16. 脾贫血性梗死的肉眼形态

　　A. 梗死灶为灰白色　　　　　　　　B. 切面呈扇形或楔形

　　C. 梗死灶尖向脾门,底向器官的表面　D. 梗死灶周围有充血出血带

　　E. 梗死灶为暗红色

17. 血栓形成的条件包括

　　A. 血管内膜损伤　　　　　　　　　B. 血流缓慢

　　C. 血液凝固性增强　　　　　　　　D. 涡流形成

　　E. 纤溶系统活性增强

18. 贫血性梗死的常见器官有

　　A. 心　　　　　　　　　　　　　　B. 肾

　　C. 脾　　　　　　　　　　　　　　D. 肺

　　E. 肠

19. 出血性梗死的常见器官有

　　A. 心　　　　　　　　　　　　　　B. 肾

　　C. 脾　　　　　　　　　　　　　　D. 肺

　　E. 肠

（四）问答题

1. 慢性肺淤血的病理变化是什么?

2. 慢性肝淤血的病理变化是什么?

3. 血栓有哪些转归? 血栓形成对机体的影响有哪些?

4. 比较贫血性梗死和出血性梗死的异同。

5. 血栓形成,栓塞、梗死之间的关系如何?

三、参考答案

(一)名词解释

1. 淤血:器官或局部组织静脉血液回流受阻,血液淤积于小静脉和毛细血管内称为淤血。

2. 心力衰竭细胞:肺淤血时,当肺泡腔内的红细胞被巨噬细胞吞噬后,红细胞崩解释放出棕黄色、颗粒状的含铁血黄素,这种胞质内含有含铁血黄素的巨噬细胞称为心力衰竭细胞。

3. 槟榔肝:慢性肝淤血时,肉眼观察肝脏切面,肝小叶中央静脉及其周围的肝窦高度扩张,淤血呈红色,小叶周边带的肝细胞发生脂肪变性呈黄色,使肝脏切面呈红黄相间的条纹,形似槟榔,故称槟榔肝。

4. 血栓形成:在活体的心、血管内血液发生凝固或血液中某些有形成分凝集形成固体质块的过程称为血栓形成。

5. 栓塞:在循环血液中出现的不溶于血液的异常物质随血液运行、阻塞血管腔的现象称为栓塞。

6. 栓子:栓塞时阻塞血管的物质称为栓子。

7. 梗死:由于血流阻断而导致机体局部组织缺血坏死称为梗死。

(二)填空题

1. 静脉受压　静脉腔阻塞　心力衰竭

2. 淤血性水肿　淤血性出血　组织损伤　淤血性硬化

3. 心血管内膜损伤　血流状态的改变　血液凝固性增高

4. 白色血栓　混合血栓　红色血栓　透明血栓

5. 血栓栓塞　脂肪栓塞　气体栓塞　羊水栓塞　其他栓塞

6. 心　肾　脾　脑

7. 肺　肠

(三)选择题

A 型题

1. D　2. E　3. D　4. A　5. D　6. D　7. A　8. B　9. D　10. C　11. D　12. E

X 型题

13. ABC　14. ABCE　15. ABCE　16. ABCD　17. ABCD　18. ABC　19. DE

(四)问答题

1. 慢性肺淤血的病理变化是什么?

慢性肺淤血由左心衰竭引起。肉眼观察,淤血肺体积增大,重量增加,质地较实,呈暗红色。切面有暗红色血性泡沫状液体流出。镜下观察,肺泡壁增厚,肺小静脉及肺泡壁毛细血管高度扩张充血,部分肺泡腔内可见漏出液、数量不等的红细胞。当肺泡腔内的红细胞被巨噬细胞吞噬后,红细胞崩解释放出棕黄色、颗粒状的含铁血黄素,这种胞质内含有含铁血黄素的巨噬细胞称为心力衰竭细胞。

2. 慢性肝淤血的病理变化是什么?

慢性肝淤血多见于右心衰竭时,肝脏血液不能充分回流右心而淤积在肝内。镜下可见肝小叶中央静脉高度扩张淤血、肝细胞发生变性、萎缩甚至消失。小叶周边带的肝细胞可发生脂肪变性。肉眼观察,肝脏体积增大,重量增加,包膜紧张,暗红色。肝小叶中央淤血呈红色、小叶周边脂肪变性呈黄色,使肝脏切面呈红黄相间的槟榔样的条纹,故称槟榔肝。

3. 血栓有哪些转归？血栓形成对机体的影响有哪些?

血栓的转归:溶解、吸收;软化、脱落;机化、再通;钙化。

血栓对机体的影响:有利的方面是堵塞裂口和止血作用;不利的方面是阻塞血管腔、栓塞、心瓣膜变形、出血。

4. 比较贫血性梗死和出血性梗死的异同。

从发生的条件、好发的器官、病理变化(颜色、形状、交界、充血出血带)来比较。

5. 血栓形成,栓塞、梗死之间的关系如何?

血栓形成是活体的心血管内血液发生凝固或血液中某些有形成分凝集形成固体质块的过程。血栓阻塞血管可造成梗死,血栓脱落可形成栓子,栓子又可阻塞血管引起梗死。栓塞是指在循环血液中出现的不溶于血液的异常物质,随血液运行、阻塞血管腔的现象。阻塞血管的物质称为栓子,栓子种类很多,但 90% 是脱落的血栓栓子。栓塞可阻塞血管,造成梗死。梗死是由于血流阻断而导致机体局部组织缺血性坏死。引起血管阻塞的原因有血栓形成和栓塞,血管受压闭塞,动脉痉挛。如果血管阻塞又不能建立侧支循环就会造成梗死。

（杨美玲）

第六章 水、电解质代谢紊乱

一、学习要点

1. 掌握低渗性脱水、高渗性脱水、水中毒、水肿、低钾血症、高钾血症的概念和特征及其发生机制。

2. 熟悉等渗性脱水的概念；各种水钠代谢紊乱及钾代谢紊乱对机体的影响。

3. 了解各型脱水、水中毒、水肿和钾代谢紊乱与临床护理的联系。

二、练习题

（一）名词解释

1. 脱水

2. 低渗性脱水

3. 高渗性脱水

4. 脱水热

5. 等渗性脱水

6. 水中毒

7. 水肿

8. 凹陷性水肿

9. 超极化阻滞

10. 高钾血症

11. 去极化阻滞

12. 反常性酸性尿

13. 反常性碱性尿

（二）填空题

1. 根据血钠浓度不同可将脱水分为_____、_____和_____脱水三种情况。

2. 细胞外液渗透压降低,水分转移方向由细胞_____移向细胞_____。

3. 低渗性脱水的特点是_____,体液容量_____,血清 Na^+ 浓度_____,血浆渗透压_____。

4. 水中毒时,细胞内、外容量_____并呈_____状态。

5. 影响血管内外液体交换的因素主要有_____、_____、_____以及_____等。

6. 肾脏在调节钠水平衡中起重要作用,主要通过_____平衡实现。

7. 导致水肿发生的两大因素是_____液体交换失衡和_____液体交换失衡。

8. 成人低钾血症最主要的原因是_____。

9. 血钾明显降低引起心肌电生理特性改变包括：_____、_____、_____、_____。

10. 高钾血症病人查血 pH 呈_____，而尿呈_____，称为_____。

（三）选择题

A 型题

1. 正常成人男性体液总量约占体重的
   A. 40%　　　　　　　　　　　　　B. 55%
   C. 60%　　　　　　　　　　　　　D. 70%
   E. 80%

2. 低渗性脱水时体液改变正确的是
   A. 血清钠浓度 > 150mmol/L　　　　B. 血清钠浓度 < 130mmol/L
   C. 血浆渗透压 > 280mmol/L　　　　D. 失水多于失钠
   E. 血清钠浓度 > 130mmol/L

3. 机体对于体液丢失不会产生哪项代偿性反应
   A. 近曲小管对水钠重吸收增多
   B. 低血容量使肾小球滤过率增加
   C. 口渴导致大量饮水
   D. ADH 分泌增多使肾小管重吸收水增加
   E. ALD 分泌增多使肾小管重吸收水增加

4. 脱水体征是指
   A. 眼窝凹陷，皮肤弹性减退　　　　B. 四肢厥冷、脉搏细速
   C. 直立性眩晕　　　　　　　　　　D. 舟状腹
   E. 动脉血压降低、静脉塌陷

5. 低渗性脱水时对机体的影响描述正确的是
   A. 早期尿量减少　　　　　　　　　B. 早期口渴明显
   C. 细胞内液减少明显　　　　　　　D. 脱水征不明显
   E. 脑细胞水肿

6. 剧烈运动，大量出汗的病人如只补充水或葡萄糖液，可导致
   A. 等渗性脱水　　　　　　　　　　B. 水中毒
   C. 低渗性脱水　　　　　　　　　　D. 高渗性脱水
   E. 盐中毒

7. 肾小管酸中毒时集合管分泌 H^+ 的功能降低，导致
   A. K^+-Na^+ 交换减少
   B. H^+-Na^+ 交换减少，导致钠随尿排出增加
   C. 钠潴留
   D. 水丢失过多
   E. 等渗性脱水

8. 下列描述错误的是
   A. 低渗性脱水早期尿量可增加　　　B. 低渗性脱水早期尿量不减少
   C. 低渗性脱水时不会有少尿的情况出现　　D. 低渗性脱水严重时可引起少尿

E. 低渗性脱水严重时 ADH 释放增多

9. 低渗性脱水的处理原则包括

   A. 应补充等渗氯化钠溶液恢复细胞外液容量和渗透压

   B. 直接输注葡萄糖液

   C. 不能输入生理盐水

   D. 马上输入高渗的氯化钠溶液

   E. 嘱病人多饮水

10. 高渗性脱水病人的体液变化不包括

   A. 血清钠浓度 > 150mmol/L,血浆渗透压 > 310mmol/L

   B. 细胞内液量减少

   C. 细胞外液量减少

   D. 失水多于失钠

   E. 失钠多于失水

11. 婴幼儿腹泻不会引起高渗性脱水的原因是

   A. 摄入水不足   B. 只补充水或葡萄糖液

   C. 不会主动饮水   D. 丢失肠液

   E. 发热出汗、呼吸增快

12. 高渗性脱水时细胞外液可从哪些方面得到水分补充

   A. 饮水、减少尿量、细胞内脱水   B. 血浆水分流向组织间液

   C. 醛固酮分泌下降   D. ADH 分泌减少

   E. 心房利钠肽(ANP)分泌增加

13. 高渗性脱水病人表现为

   A. 明显口渴   B. 尿量增加

   C. 早期即发生休克   D. 细胞水肿

   E. 全身湿冷

14. 高渗性脱水对机体的影响描述中错误的是

   A. 口渴   B. 脱水热

   C. 细胞脱水,中枢神经系统功能紊乱   D. 早期休克

   E. 尿少而尿比重增高

15. 高渗性脱水的下列治疗措施中错误的是

   A. 输入不含电解质的葡萄糖溶液直至纠正脱水为止

   B. 饮水

   C. 适当补钾

   D. 可在输液的早期适量输入 5% 葡萄糖溶液

   E. 给予生理盐水和 5% 葡萄糖混合液

16. 等渗性脱水又称为

   A. 高血钠性体液容量减少   B. 低血钠性体液容量减少

   C. 正常血钠性体液容量减少   D. 盐中毒

   E. 水中毒

17. 等渗性脱水时,机体可借助调节系统使何种物质分泌增多,使肾脏对钠和水的重吸收

加强

    A. ADH 和醛固酮
    B. ANP
    C. TSH
    D. 胰岛素
    E. 胰高血糖素

18. 下列哪项属于等渗性脱水的特征
    A. 血钠浓度维持在 130~150mmol/L
    B. 渗透压 250mmol/L
    C. 失水大于失钠
    D. 失钠大于失水
    E. 病因不包括消化液的丢失

19. 脱水病人如不能及时补水,容易通过不感蒸发继续丢失水分而转为
    A. 低渗性脱水
    B. 高渗性脱水
    C. 水中毒
    D. 水肿
    E. 盐中毒

20. 高钾血症时心电图表现为
    A. QRS 波变窄
    B. 高尖 P 波
    C. P-R 间期缩短
    D. Q-T 间期延长
    E. T 波狭窄高耸

21. 等渗性脱水如只补充水分而不补钠盐,又可转变为
    A. 盐中毒
    B. 水肿
    C. 高血钠性体液容量减少
    D. 低渗性脱水
    E. 高渗性脱水

22. 关于水中毒的特征描述正确的是
    A. 细胞内、外容量均增多并呈低渗状态
    B. 体钠总量减少
    C. 又称高血钠性体液容量增多
    D. 细胞内呈高渗状态
    E. 血清钠浓度 130~150mmol/L

23. 高钾血症对心脏的影响表现为
    A. 兴奋性和传导性升高,收缩性和自律性降低
    B. 兴奋性降低,传导性降低,收缩性和自律性升高
    C. 兴奋性、传导性、收缩性和自律性均降低
    D. 血钾 5~7mmol/L 时心肌兴奋性增高,血钾高于 7mmol/L 时心肌兴奋性降低或丧失
    E. 收缩性增强,兴奋性、自律性和传导性均降低

24. 血钠低于多少 mmol/L 才会出现比较明显的脑水肿表现
    A. 140
    B. 130
    C. 125
    D. 120
    E. 135

25. 水中毒时,细胞内外液的量如何变化
    A. 细胞内、外液体量均增多
    B. 潴留的水分大部分积聚在细胞外
    C. 不引起明显的凹陷性水肿
    D. 水分会向细胞外转移
    E. 只有细胞外的渗透压降低

26. 下列哪种利尿剂长期或大量使用会引起高钾血症
    A. 安体舒通
    B. 呋塞米

C. 布美他尼　　　　　　　　　　　　　D. 氢氯噻嗪

E. 乙酰唑胺

27. 水肿是在组织间隙或体腔中积聚过多的

A. 高渗液体　　　　　　　　　　　　　B. 钠盐

C. 等渗液体　　　　　　　　　　　　　D. 低渗液体

E. 水分子

28. 以下哪个部位的水肿情况可称为积液或积水

A. 骶腰部　　　　　　　　　　　　　　B. 下肢

C. 上肢　　　　　　　　　　　　　　　D. 颜面

E. 胸腔

29. 引起高钾血症最常见的原因是

A. 经静脉过多过快输入钾盐　　　　　　B. 大量输入库存血

C. 组织细胞分解　　　　　　　　　　　D. 急性酸中毒

E. 肾排钾减少

30. 以下可以引起水肿的是哪种情况

A. 血浆胶体渗透压升高　　　　　　　　B. 毛细血管流体静压下降

C. 肾血流更多流经皮质肾单位　　　　　D. 淋巴回流受阻

E. 肾小球滤过率增加

31. 下列哪种情况不会引起血浆胶体渗透压降低

A. 血栓形成　　　　　　　　　　　　　B. 肾病综合征

C. 肝硬化　　　　　　　　　　　　　　D. 输入大量生理盐水

E. 恶性肿瘤

32. 下列哪项较少引起高钾血症

A. 钾摄入过多的健康人群　　　　　　　B. 医疗中误用钾盐

C. 经静脉过多过快输入钾盐　　　　　　D. 给肾功能低下的病人补含钾溶液

E. 大量输入库存血

33. 球 - 管平衡是指哪两项之间维持的动态平衡

A. 肾小球滤过率和肾小管重吸收能力　　B. 近曲小管和远曲小管

C. 肾皮质和肾髓质　　　　　　　　　　D. 入球小动脉和出球小动脉

E. 肾小球和输尿管

34. 钠水潴留引起水肿的主要原因是

A. 淋巴回流受阻　　　　　　　　　　　B. 微血管壁通透性降低

C. 球 - 管失衡　　　　　　　　　　　　D. 血浆胶体渗透压升高

E. 毛细血管流体静压增高

35. 下列不会引起球 - 管失衡的原因是

A. 肾小球滤过率降低　　　　　　　　　B. 近曲小管重吸收钠水增加

C. 微血管壁通透性增加　　　　　　　　D. 远曲小管和集合管重吸收钠水增加

E. 肾血流重分布

36. 下列哪项符合补钾原则

A. 尽可能口服　　　　　　　　　　　　B. 尿量小于 100ml 时坚持补钾

C. 静脉滴入浓度 50mmol/L 的钾溶液　　　D. 每小时滴入 40mmol 的钾溶液

E. 每天滴入 150mmol 的钾溶液

37. 低钾血症常伴代谢性碱中毒的原因不包括

A. 肾小管上皮细胞 NH_3 生成增加,近曲小管对 HCO_3^- 重吸收增强

B. 细胞内 K^+ 与细胞外 H^+ 交换增加

C. 远曲小管内 K^+-Na^+ 交换减少,H^+-Na^+ 交换增多

D. 反常性酸性尿

E. 远曲小管内 K^+-Na^+ 交换增多,H^+-Na^+ 交换减少

38. 有效循环血流减少时,肾血流重分布可以使

A. 肾皮质血流比例增加　　　　　　B. 髓旁肾单位血流比例增加

C. 肾髓质血流增加　　　　　　　　D. 皮质肾单位血流比例增加

E. 肾血流增加

39. 下列符合渗出液特点的是

A. 蛋白含量低于 25g/L　　　　　　B. 比重小于 1.018

C. 蛋白含量介于 25~30g/L 之间　　D. 毛细血管通透性增加导致

E. 白细胞 100 个 /100ml

40. 低钾血症时心电图变化表现为

A. P-R 间期缩短　　　　　　　　　B. QRS 波变窄

C. 高尖 T 波　　　　　　　　　　　D. S-T 段抬高

E. T 波低平,出现 U 波

41. 下列描述中不属于影响水肿分布特点的因素是

A. 重力效应　　　　　　　　　　　B. 皮肤的厚度和伸展性

C. 皮下组织结构的致密性　　　　　D. 血浆晶体渗透压

E. 局部静脉和毛细血管的血流动力学特点

42. 下列描述中不符合水肿对机体的不利影响的是

A. 引起器官功能障碍　　　　　　　B. 引起局部组织细胞营养障碍

C. 关键部位水肿引起病人死亡　　　D. 延迟创伤愈合

E. 促进吞噬细胞游走

43. 下列哪项不符合低钾血症导致的心肌电生理变化

A. 心肌兴奋性升高　　　　　　　　B. 自律性增高

C. 收缩性增加　　　　　　　　　　D. 心肌传导性下降

E. 心肌兴奋性降低

44. 细胞外液钾浓度正常为

A. 3.5~5.5mmol/L　　　　　　　　B. 3.5~5.0mmol/L

C. 4.5mmol/L　　　　　　　　　　D. 4.0~6.5mmol/L

E. 3.0~5.0mmol/L

45. 机体调节细胞外钾浓度和体钾总量最主要的途径是

A. 泵 - 漏机制和肾脏近曲小管对钾的分泌和重吸收

B. 泵 - 漏机制和肾脏远曲小管及集合管对钾的分泌和重吸收

C. 泵 - 漏机制

D. 肾脏远曲小管及集合管对钾的重吸收

E. 肾脏远曲小管及集合管对钾的分泌和重吸收

46. 引起小儿低钾血症最常见的原因是

    A. 库欣综合征   B. 消化道梗阻

    C. 经皮肤丢钾   D. 经肾失钾

    E. 胃肠道失钾

47. 醛固酮分泌过多可引起

    A. 失钾   B. 排出钠水

    C. 对钾离子无影响   D. 保钾

    E. 儿茶酚胺增加

48. 慢性低血钾对机体的影响主要是

    A. 肌张力降低   B. 软瘫

    C. 麻痹性肠梗阻   D. 呼吸肌麻痹

    E. 细胞内肿胀

49. 一般血清钾浓度低于多少 mmol/L 时才出现明显的临床症状

    A. 4.0   B. 3.5

    C. 1.5   D. 2.0

    E. 2.5~3.0

50. 急性低钾血症时症状不包括

    A. 骨骼肌松弛无力   B. 平滑肌无力

    C. 肌张力降低   D. 腱反射亢进

    E. 腱反射减弱或消失

51. 急性低血钾时,神经肌肉的细胞兴奋性降低主要是由于

    A. 去极化阻滞   B. 超极化阻滞

    C. 阈电位降低   D. 静息电位超过阈电位

    E. 钾离子内流增加

52. 导致钾在细胞内外分布异常的原因不包括

    A. 呕吐   B. 应用大剂量胰岛素

    C. 低钾血症型周期性麻痹   D. 钡中毒

    E. 急性碱中毒

X 型题

53. 下列哪些符合低渗性脱水的特征

    A. 血浆渗透压＜280mmol/L   B. 细胞外液量和细胞内液量均减少

    C. 血清钠浓度＜130mmol/L   D. 伴有细胞外液量的减少

    E. 失钠多于失水

54. 下列哪些符合高渗性脱水的特征

    A. 失水多于失钠   B. 失钠多于失水

    C. 细胞外液量和细胞内液量均减少   D. 血浆渗透压＞310mmol/L

    E. 血清钠浓度＞130mmol/L

55. 呕吐、腹泻可以引起机体发生下列哪些情况

A. 高渗性脱水   B. 低渗性脱水

C. 等渗性脱水   D. 水中毒

E. 水肿

56. 下列可以导致机体分泌醛固酮增多的情况包括

A. 高渗性脱水   B. 低渗性脱水

C. 等渗性脱水   D. 水中毒

E. 水肿

57. 下列可以导致抗利尿激素分泌增加的情况包括

A. 高渗性脱水   B. 低渗性脱水

C. 等渗性脱水   D. 水中毒

E. 水肿

58. 抗利尿激素分泌增加可以引起

A. 高渗性脱水   B. 低渗性脱水

C. 等渗性脱水   D. 水中毒

E. 水肿

59. 低钾血症对心肌生理特性的影响包括

A. 心肌兴奋性升高   B. 自律性增高

C. 心肌传导性下降   D. 心肌的收缩性增强

E. 兴奋性降低

60. 高钾血症对心肌生理特性的影响包括

A. 心肌兴奋性增高或心肌兴奋性降低甚至丧失 B. 心肌的传导性增加

C. 自律性降低   D. 收缩性降低

E. 心肌的传导性降低

61. 高钾血症时引起反常性碱性尿的原因包括

A. 远曲小管内 K^+-Na^+ 交换减少   B. 细胞内外 H^+-K^+ 交换增加

C. 远曲小管内 K^+-Na^+ 交换增加   D. 远曲小管内 H^+-Na^+ 交换增多

E. 远曲小管内 H^+-Na^+ 交换减少

62. 补钾原则包括

A. 少尿时不补钾   B. 严禁静脉推注

C. 低流速（10~20mmol/h）   D. 低浓度（≤40mmol/L）

E. 总量控制（≤120mmol/d）

（四）简答题

1. 简述肾小球滤过分数增高引起钠水潴留出现水肿的机制。

2. 简述低钾血症时对心肌生理特性影响的原因。

3. 简述低渗性脱水容易出现脑水肿而高渗性脱水时容易出现颅内出血的原因。

三、参考答案

（一）名词解释

1. 脱水：指体液容量的明显减少。

2. 低渗性脱水：血清钠浓度 < 130mmol/L，血浆渗透压 < 280mmol/L，失钠多于失水，伴有

细胞外液量的减少,也称为低血钠性体液容量减少。

3. 高渗性脱水:血清钠浓度 > 150mmol/L,血浆渗透压 > 310mmol/L,细胞外液量和细胞内液量均减少,也称为高血钠性体液容量减少。

4. 脱水热:缺水严重时,汗腺细胞内脱水,从皮肤蒸发的水分减少,因此不能及时带走机体代谢产生的热量而导致体温升高,临床上称为脱水热。

5. 等渗性脱水:水与钠按其在正常血浆中的浓度比例丢失,或者不按比例丢失,但经过机体调节后,血钠浓度仍维持在正常范围内,渗透压仍保持在 280~310mmol/L,可引起正常血钠性体液容量减少,也称为等渗性脱水。

6. 水中毒:水的摄入量超过肾脏排水量,导致水在体内潴留,细胞内、外容量均增多并呈低渗状态,称为水中毒,又称为低血钠性体液容量增多。

7. 水肿:过多的等渗液体在组织间隙或体腔中积聚的病理过程称为水肿,此时血钠浓度和细胞内液量均正常。

8. 凹陷性水肿:当组织间隙中水肿液的量超过了凝胶体的吸附能力,游离的液体积聚具有移动性,此时压之可使游离液体向周围散开,出现凹痕,称为显性水肿或凹陷性水肿,此时皮肤常肿胀发亮,皮温低,组织弹性差。

9. 超极化阻滞:细胞膜静息电位绝对值加大,使细胞处于超极化状态,造成神经肌肉的细胞兴奋性降低,称为超极化阻滞。

10. 高钾血症:血清钾浓度 > 5.5mmol/L。

11. 去极化阻滞:细胞内电位上升接近或超过阈电位,快钠通道开放很少或一直失活,称为去极化阻滞。

12. 反常性酸性尿:低钾血症时,远曲小管内 K^+-Na^+ 交换减少,故 H^+-Na^+ 交换增多,导致尿中 H^+ 增多,进一步促进 HCO_3^- 的重吸收,但此时血液碱中毒但尿反而呈酸性,称为反常性酸性尿。

13. 反常性碱性尿:高钾血症时肾小管细胞内 H^+ 浓度下降,导致远曲小管内 H^+-Na^+ 交换减少而 K^+-Na^+ 交换增加,尿液中 H^+ 减少,尿比较偏碱性,而血液却表现为酸中毒,称为反常性碱性尿。

(二)填空题

1. 低渗性 高渗性 等渗性

2. 外 内

3. 失钠多于失水 减少 < 130mmol/L < 280mmol/L

4. 减少 低渗

5. 毛细血管流体静压增高 血浆胶体渗透压降低 微血管壁通透性增加 淋巴回流受阻

6. 球 - 管

7. 体内外 毛细血管内外

8. 经肾失钾

9. 兴奋性增高 传导性降低 自律性增高 心肌收缩性增强

10. 酸性 碱性 反常性碱性尿

(三)选择题

A 型题

1. C 2. B 3. B 4. A 5. E 6. C 7. B 8. C 9. A 10. E 11. B 12. A

13. A　14. D　15. A　16. C　17. A　18. A　19. B　20. E　21. D　22. A　23. D　24. D
25. A　26. A　27. C　28. E　29. E　30. D　31. A　32. A　33. A　34. C　35. C　36. A
37. E　38. B　39. D　40. E　41. D　42. E　43. E　44. A　45. E　46. E　47. A　48. E
49. E　50. D　51. B　52. A

X 型题

53. ACDE　54. ACD　55. ABC　56. ABC　57. ABC　58. DE　59. ABCD　60. ACDE
61. BCE　62. ABCDE

（四）简答题

1. 简述肾小球滤过分数增高引起钠水潴留出现水肿的机制。

肾小球滤过分数 = 肾小球滤过率 / 肾血浆流量。正常时肾血浆流量的 20% 会经肾小球滤过，当充血性心力衰竭或肾病综合征等情况下，有效循环血量减少，肾血流量也会下降，刺激交感兴奋，肾素分泌增加，从而刺激肾小球动脉收缩。而肾小球的出球小动脉会比入球小动脉反应更敏感，收缩更明显，这样肾球囊内滤过压升高，导致肾小球滤过率因肾血流下降而下降的程度比肾血浆流量下降的程度要轻，所以肾小球滤过分数增高。因此，从出球小动脉流出的血液高度浓缩，血浆胶体渗透压增高，血流再流入肾小管周围毛细血管将使近曲小管周围处在更高渗区，近曲小管重吸收水钠增加，导致钠水潴留。

2. 简述低钾血症时对心肌生理特性影响的原因。

低钾血症时，本应同神经肌肉一样内钾外流增加致心肌细胞的膜静息电位绝对值增大，但低钾同时会导致心肌对钾离子的通透性降低且以此占优势，反而出现细胞内钾外流减少，使膜静息电位绝对值减小，出现心肌兴奋性升高。自律性细胞 4 期自动除极过程中也使钾离子外流减少，导致钠或钙离子内流相对增强，除极化加快，出现自律性增高。由于心肌细胞静息电位绝对值减小，膜电位与阈电位的差值也缩小，0 期开放的快钠通道减少，所以 0 期除极化速度减慢、幅度减小，向兴奋点周边的兴奋扩布速度放慢，导致心肌传导性下降。细胞外钾离子可以抑制心肌细胞外钙离子在动作电位 2 期的内流，低钾则降低了这种抑制能力。因此，在复极化 2 期因钙离子内流加速，导致平台期消失，心肌的收缩性增加；但在严重或慢性低血钾时，细胞内缺钾也明显，会出现细胞肿胀、功能障碍，心肌的收缩性也降低。

3. 简述低渗性脱水容易出现脑水肿而高渗性脱水时容易出现颅内出血的原因。

低渗性脱水时，水分可从细胞外液移向渗透压相对较高的细胞内液，严重时可发生脑细胞水肿，导致中枢神经系统功能紊乱，表现为神志恍惚、嗜睡甚至昏迷等。高渗性脱水时，由于细胞外液渗透压增高，使细胞内液中的水向细胞外转移。严重时发生脑细胞脱水时，可引起一系列中枢神经系统功能障碍的表现，出现嗜睡、肌肉抽搐、昏迷，甚至导致死亡。脑体积因脱水而显著缩小时，颅骨与脑皮质之间的血管张力增大，可致静脉破裂而出现局部颅内出血和蛛网膜下腔出血。

（石　磊）

第七章　酸碱平衡紊乱

一、学习要点

1. 掌握代谢性酸中毒、呼吸性酸中毒、代谢性碱中毒、呼吸性碱中毒的概念,判断酸碱平衡的常用指标及其意义。

2. 熟悉代谢性酸中毒、呼吸性酸中毒、代谢性碱中毒、呼吸性碱中毒时机体的代偿调节及对机体的影响。

3. 了解代谢性酸中毒、呼吸性酸中毒、代谢性碱中毒、呼吸性碱中毒的原因和发生机制、防治和护理原则。

二、练习题

(一)名词解释

1. 代谢性酸中毒
2. 呼吸性酸中毒
3. 代谢性碱中毒
4. 呼吸性碱中毒
5. 标准碳酸氢盐
6. 实际碳酸氢盐
7. 缓冲碱
8. 碱剩余
9. 阴离子间隙
10. 动脉血二氧化碳分压
11. pH
12. 挥发酸
13. 固定酸

(二)填空题

1. 正常人动脉血 pH 的变动范围是_____。

2. 体内的酸性物质可分为_____和_____两类。

3. 机体酸碱平衡的维持是靠_____、_____、_____、_____的调节来完成的。

4. 排泄固定酸的器官是_____,排出挥发酸的器官是_____。

5. 肺通过调节血浆_____的浓度来维持机体的酸碱平衡。

6. 代谢性酸中毒时,血浆 $[HCO_3^-]$ 原发性_____,$[H_2CO_3]$ 代偿性_____。

7. 失代偿性代谢性酸中毒时,血 pH_____,SB_____,BB_____,BE_____,$PaCO_2$_____,血 $[K^+]$_____。

8. 代谢性酸中毒可引起心肌收缩力_____。

9. 酸中毒使_____对儿茶酚胺的敏感性_____,引起血管阻力_____。

10. 急性碱中毒时,神经肌肉应激性_____。

11. 慢性失代偿性呼吸性酸中毒时,血 pH_____,SB_____,BB_____,BE_____,$PaCO_2$_____。

12. 单纯型酸碱平衡紊乱时,通过机体的代偿调节,血浆 $[HCO_3^-]$ 与 $[H_2CO_3]$ 的变化方向是_____。

13. 急性呼吸性碱中毒时,SB_____;慢性呼吸性碱中毒时,SB_____。

14. 急性呼吸性碱中毒时,机体的主要代偿方式是_____;慢性呼吸性碱中毒时,机体的主要代偿方式是_____。

15. 代谢性碱中毒时,AB_____,BB_____,BE_____,$PaCO_2$_____。

16. 急性呼吸性酸中毒时机体的主要代偿措施是_____;慢性呼吸性酸中毒时,机体的主要代偿措施是_____。

(三)选择题

A 型题

1. 机体在分解代谢过程中产生的最多的酸性物质是
   - A. 碳酸
   - B. 乳酸
   - C. 丙酮酸
   - D. 磷酸
   - E. 硫酸

2. 对固定酸进行缓冲的主要系统是
   - A. 碳酸氢盐缓冲系统
   - B. 磷酸盐缓冲系统
   - C. 血浆蛋白缓冲系统
   - D. 还原血红蛋白缓冲系统
   - E. 氧合血红蛋白缓冲系统

3. 血液 pH 的高低取决于血浆中
   - A. $NaHCO_3$ 浓度
   - B. $PaCO_2$
   - C. CO_2CP
   - D. $[HCO_3^-]/[H_2CO_3]$ 的比值
   - E. BE

4. 直接反映血浆 $[HCO_3^-]$ 的指标是
   - A. pH
   - B. AB
   - C. $PaCO_2$
   - D. BB
   - E. BE

5. 血浆 $[HCO_3^-]$ 原发性增高可见于
   - A. 代谢性酸中毒
   - B. 代谢性碱中毒
   - C. 呼吸性酸中毒
   - D. 呼吸性碱中毒
   - E. 呼吸性酸中毒合并代谢性酸中毒

6. 血浆 $[H_2CO_3]$ 原发性升高可见于
   - A. 代谢性酸中毒
   - B. 代谢性碱中毒
   - C. 呼吸性酸中毒
   - D. 呼吸性碱中毒

E. 呼吸性碱中毒合并代谢性碱中毒

7. 下述哪项原因不易引起代谢性酸中毒
   A. 糖尿病　　　　　　　　　　　B. 休克
   C. 呼吸心跳骤停　　　　　　　　D. 呕吐
   E. 腹泻

8. 代谢性酸中毒时细胞外液 [H$^+$] 升高,其最常与细胞内哪种离子进行交换
   A. Na$^+$　　　　　　　　　　　B. K$^+$
   C. Cl$^-$　　　　　　　　　　　D. HCO$_3^-$
   E. Ca^{2+}

9. 下述哪项原因可引起 AG 正常型代谢性酸中毒
   A. 糖尿病　　　　　　　　　　　B. 休克
   C. 轻度肾功能衰竭　　　　　　　D. 严重饥饿
   E. 水杨酸类药物中毒

10. 可以引起 AG 增高型代谢性酸中毒的原因是
    A. 服用含氯性药物过多　　　　　B. 酮症酸中毒
    C. 应用碳酸酐酶抑制剂　　　　　D. 腹泻
    E. 远端肾小管性酸中毒

11. 治疗代谢性酸中毒的首选药物是
    A. 碳酸氢钠　　　　　　　　　　B. 乳酸钠
    C. 三羟甲基氨基甲烷(THAM)　　D. 枸橼酸钠
    E. 葡萄糖酸钠

12. 下述哪项原因不易引起呼吸性酸中毒
    A. 呼吸中枢抑制　　　　　　　　B. 气道阻塞
    C. 肺泡通气量减少　　　　　　　D. 肺泡气体弥散障碍
    E. 吸入气中 CO$_2$ 浓度过高

13. 急性呼吸性酸中毒时,机体的主要代偿机制是
    A. 增加肺泡通气量　　　　　　　B. 细胞内、外离子交换和细胞内缓冲
    C. 肾小管泌 H$^+$、泌 NH$_3$ 增加　D. 血浆碳酸氢盐缓冲系统进行缓冲
    E. 肾重吸收 HCO$_3^-$ 减少

14. 慢性呼吸性酸中毒时,机体的主要代偿方式是
    A. 血浆 HCO$_3^-$ 缓冲系统　　　B. 增加肺泡通气量
    C. 细胞内、外离子交换　　　　　D. 血红蛋白缓冲系统
    E. 肾小管泌 H$^+$ 增加,重吸收 HCO$_3^-$ 增加

15. 失代偿性呼吸性酸中毒时,下述哪个系统的功能障碍最明显
    A. 中枢神经系统　　　　　　　　B. 心血管系统
    C. 泌尿系统　　　　　　　　　　D. 运动系统
    E. 血液系统

16. 纠正呼吸性酸中毒的最根本措施是
    A. 吸氧　　　　　　　　　　　　B. 改善肺泡通气量
    C. 给予 NaHCO$_3$　　　　　　　D. 抗感染

E. 给予乳酸钠

17. 碱中毒时出现手足搐搦的主要原因是
   A. 血钠降低 B. 血钾降低
   C. 血镁降低 D. 血钙降低
   E. 血磷降低

18. 代谢性碱中毒时机体的代偿方式是
   A. 肺泡通气量增加 B. 细胞外 H^+ 移入细胞内
   C. 细胞内 K^+ 外移 D. 肾小管重吸收 HCO_3^- 增加
   E. 肾小管泌 H^+、泌 NH_3 减少

19. 代谢性碱中毒常可引起低血钾,其原因是
   A. K^+ 摄入减少 B. 细胞外液量增多使血钾稀释
   C. 细胞外 H^+ 与细胞内 K^+ 交换增加 D. 消化道排 K^+ 增加
   E. 肾排 K^+ 增加

20. 反常性酸性尿可见于
   A. 代谢性酸中毒 B. 呼吸性酸中毒
   C. 缺钾性碱中毒 D. 呼吸性碱中毒
   E. 乳酸酸中毒

21. 引起呼吸性碱中毒的原因是
   A. 吸入 CO_2 过少 B. 输入 $NaHCO_3$ 过多
   C. 肺泡通气量减少 D. 输入库存血
   E. 呼吸中枢兴奋,肺通气量增大

22. 慢性呼吸性碱中毒时机体的主要代偿方式是
   A. 分解代谢加强,生成 CO_2 增多 B. 肺泡通气量降低
   C. H^+ 向细胞内转移 D. 肾小管泌 H^+、重吸收 HCO_3^- 减少
   E. 血浆钙离子向细胞内转移

X 型题

23. 固定酸主要包括
   A. 磷酸 B. 碳酸
   C. 硫酸 D. 尿酸
   E. 有机酸

24. 关于碳酸氢盐缓冲系统的作用,下列哪些是正确的
   A. 能缓冲挥发酸 B. 能缓冲固定酸
   C. 能缓冲碱性物质 D. 缓冲能力大
   E. 细胞外液的 pH 主要取决于 $[HCO_3^-]/[H_2CO_3]$ 的比值

25. 动脉血 pH7.43 可能存在于哪些情况
   A. 酸碱一致型混合型酸碱平衡紊乱 B. 无酸碱平衡紊乱
   C. 代偿性代谢性碱中毒 D. 失代偿性呼吸性酸中毒
   E. 酸碱混合型酸碱平衡紊乱

26. $PaCO_2$ 高于正常可见于
   A. 代偿后代谢性酸中毒 B. 呼吸性酸中毒

C. 呼吸性碱中毒　　　　　　　　　D. 代偿后代谢性碱中毒

E. AG 增大型代谢性酸中毒

27. AG 的含义是

A. 血浆中未测定负离子量减去未测定正离子差

B. 血浆中 $[Na^+]-([Cl^-]+[HCO_3^-])$ 的差值

C. 血浆中正负离子的差值

D. 主要代表未测定的磷酸根、硫酸根和有机酸根阴离子

E. 细胞内正负离子的差值

28. BE 负值增大可见于

A. 代谢性酸中毒　　　　　　　　　B. 代偿性呼吸性酸中毒

C. 代偿性呼吸性碱中毒　　　　　　D. 代谢性碱中毒

E. 呼吸性碱中毒合并代谢性酸中毒

29. 酸碱平衡的维持依赖于

A. 血浆缓冲系统　　　　　　　　　B. 红细胞内缓冲系统

C. 肺的调节　　　　　　　　　　　D. 肾的调节

E. 细胞内外离子交换

30. 下列哪些因素可引起 AG 增大型代谢性酸中毒

A. 肾小管性酸中毒　　　　　　　　B. 大量服用盐酸精氨酸

C. 水杨酸中毒　　　　　　　　　　D. 酮症酸中毒

E. 严重腹泻

31. 下列哪些因素可引起 AG 正常型代谢性酸中毒

A. 肾小管性酸中毒　　　　　　　　B. 肾功能衰竭

C. 水杨酸中毒　　　　　　　　　　D. 服用乙酰唑胺

E. 肠吸引术

32. 代谢性酸中毒对心血管系统的影响有

A. 微循环血流淤滞　　　　　　　　B. 心肌收缩力减弱

C. 室性心律失常　　　　　　　　　D. 使 Ca^{2+} 与肌钙蛋白结合增加

E. 前阻力血管松弛

（四）问答题

1. 试述碳酸氢盐缓冲系统在调节酸碱平衡中的作用。
2. 简述肾在调节酸碱平衡中的作用。
3. 试述代谢性酸中毒降低心肌收缩力的机制。
4. 急性呼吸性酸中毒时机体的主要代偿措施是什么？
5. 试述急性呼吸性碱中毒时机体的主要代偿机制。
6. 简述代谢性酸中毒时机体的代偿调节。
7. 简述代谢性酸中毒对机体的影响。

三、参考答案

（一）名词解释

1. 代谢性酸中毒：是指血浆中 $[HCO_3^-]$ 原发性减少而引起的 pH 下降为特征的酸碱平衡

素乱。

2. 呼吸性酸中毒：是指血浆中 $[H_2CO_3]$ 原发性升高而引起的 pH 下降为特征的酸碱平衡素乱。

3. 代谢性碱中毒：是指血浆中 $[HCO_3^-]$ 原发性增多而引起的 pH 升高为特征的酸碱平衡素乱。

4. 呼吸性碱中毒：是指血浆中 $[H_2CO_3]$ 原发性减少而引起的 pH 升高为特征的酸碱平衡素乱。

5. 标准碳酸氢盐：全血在标准状态下（温度 38℃，血红蛋白氧饱和度为 100%，用 $PaCO_2$ 为 40mmHg 的气体平衡）测出的血浆 HCO_3^- 含量。

6. 实际碳酸氢盐：隔绝空气的血标本，在实际条件下测得的血浆 HCO_3^- 浓度。

7. 缓冲碱：是指血液中一切具有缓冲作用的负离子的总和。

8. 碱剩余：是指标准状态下，用酸或碱滴定每升全血至 pH 7.4 时，需用碱或酸的量。

9. 阴离子间隙：是指血浆中未测定的阴离子（UA）减去未测定的阳离子（UC）量的差值。

10. 动脉血二氧化碳分压：是指血浆中物理溶解状态的 CO_2 所产生的张力。

11. pH：是指溶液内 H^+ 浓度的负对数。大小取决于 HCO_3^-/H_2CO_3，正常范围为 7.35~7.45。

12. 挥发酸：糖、脂肪、蛋白质三大营养物质彻底氧化生成 CO_2，CO_2 和 H_2O 结合生成碳酸，碳酸可产生 CO_2 气体经肺排出体外，所以将碳酸称为挥发酸。

13. 固定酸：糖、脂肪、蛋白质在分解代谢过程中产生乳酸、丙酮酸、硫酸、磷酸等，这类酸性物质不能变成 CO_2 由肺呼出，主要由肾脏排出。

（二）填空题

1. 7.35~7.45

2. 挥发酸　固定酸

3. 缓冲系统　肺的调节　肾的调节　组织细胞调节

4. 肾　肺

5. H_2CO_3

6. 降低　降低

7. 减小　减小　减小　负值增大　减小　升高

8. 降低

9. 心血管系统　降低　减小

10. 增高

11. 减小　升高　升高　正值增大　升高

12. 一致的

13. 不变　降低

14. 细胞内外离子交换和细胞内缓冲　肾脏

15. 增大　增大　正值增大　升高

16. 细胞内外离子交换和细胞内缓冲　肾脏

（三）选择题

A 型题

1. A　2. A　3. D　4. B　5. B　6. C　7. D　8. B　9. C　10. B　11. A　12. D
13. B　14. E　15. A　16. B　17. D　18. E　19. E　20. C　21. E　22. D

X 型题

23. ACDE　24. BCDE　25. BCE　26. BD　27. ABD　28. ACE　29. ABCDE　30. CD
31. ABDE　32. ABCE

（四）问答题

1. 试述碳酸氢盐缓冲系统在调节酸碱平衡中的作用。

碳酸氢盐缓冲系统缓冲能力和潜力大，反应最为迅速，可以缓冲所有的固定酸，不能缓冲挥发酸。

2. 简述肾在调节酸碱平衡中的作用。

肾对酸碱平衡的调节作用主要是通过排酸保碱作用来实现的。肾主要调节固定酸，其主要作用机制是：近端肾小管泌 H^+ 和对 HCO_3^- 的重吸收；尿液酸化和 NH_4^+ 的排出。

3. 试述代谢性酸中毒降低心肌收缩力的机制。

H^+ 浓度增加引起心肌收缩力降低的机制可能是：H^+ 可竞争性抑制钙离子与肌钙蛋白结合；H^+ 抑制钙内流；H^+ 抑制肌浆网释放钙。

4. 急性呼吸性酸中毒时机体的主要代偿措施是什么？

肾来不及代偿，主要靠细胞内外离子交换和细胞内缓冲。血红蛋白系统是呼吸性酸中毒时较重要的缓冲体系。

5. 试述急性呼吸性碱中毒时机体的主要代偿机制。

肾来不及代偿，主要靠细胞内外离子交换和细胞内缓冲。血浆 HCO_3^- 浓度升高后，H^+ 从细胞内移出细胞外并与 HCO_3^- 结合，H_2CO_3 浓度有所回升，继发引起细胞外钾进入细胞内，使血钾降低；另一方面 HCO_3^- 进入红细胞，与细胞内 H^+ 结合生成 CO_2，CO_2 进入血浆形成 H_2CO_3。

6. 简述代谢性酸中毒时机体的代偿调节。

（1）血液的缓冲作用：代谢性酸中毒时，血液中增多的 H^+ 立即被血浆缓冲系统进行缓冲，HCO_3^- 及其他缓冲碱不断被消耗。

（2）肺的调节作用：血液 H^+ 浓度增加，刺激颈动脉体和主动脉体化学感受器，反射性引起呼吸加深、加快，明显增加肺的通气量，结果使 CO_2 排出增多，使血浆中 H_2CO_3 浓度（或 $PaCO_2$）继发性降低，维持 HCO_3^-/H_2CO_3 比值接近正常。

（3）肾的调节作用：除肾功能障碍引起的代谢性酸中毒外，其他原因引起的代谢性酸中毒均可通过加强肾的泌 H^+ 及泌 NH_4^+，及对 HCO_3^- 的重吸收，使血浆 HCO_3^- 浓度提高。

（4）细胞内缓冲作用：通过细胞内外离子交换方式，H^+ 进入细胞内被细胞内缓冲系统所缓冲，为了维持细胞内外的电平衡，细胞内的 K^+ 向细胞外移出。

7. 简述代谢性酸中毒对机体的影响。

（1）心血管系统：①心肌收缩力降低；②血管对儿茶酚胺的反应性降低；③室性心律失常。

（2）中枢神经系统：代谢性酸中毒引起的中枢神经系统障碍的主要表现是中枢抑制，表现为乏力、反应迟钝、意识障碍、嗜睡甚至昏迷。

（杨金霞）

一、学习要点

1. 掌握发热的概念、发生机制、分期及每期特点。
2. 熟悉发热的原因、发热时机体的代谢和功能变化。

二、练习题

（一）名词解释

1. 发热
2. 内生致热原
3. 过热
4. 发热激活物
5. 生理性体温升高

（二）填空题

1. 人体最重要散热途径是_____。
2. 病理性体温升高包括两种_____和_____。
3. 外致热原引起发热主要是_____。
4. 决定内毒素致热性主要成分是_____。
5. 发热时相可以分为_____、_____和_____三个时相。
6. 引起发热最常见病因是_____。
7. 发热高温持续期的热代谢特点是产热与散热在_____上相对平衡。
8. 发热体温下降期的热代谢特点是产热_____和散热_____。
9. 发热病人最常出现的酸碱平衡紊乱的类型是_____。
10. 必须及时解热的病例有_____、_____、_____等。
11. 发热机体糖代谢特点是肝糖原_____增强,糖异生_____,血糖_____。
12. 常见的热型有_____、_____、_____、_____、_____。
13. 体温调节中枢的高级部位是_____。

（三）选择题

A 型题

1. 下列有关发热概念的叙述哪一项是正确的
   A. 体温超过正常值 0.6℃
   B. 散热过程超过产热过程

    C. 是临床常见的疾病

    D. 由体温调节中枢调定点上移引起的体温升高

    E. 由体温调节中枢调节功能障碍引起的体温升高

2. 人体最重要的散热途径是

    A. 肺   B. 肌肉

    C. 粪   D. 尿

    E. 皮肤

3. 临床上一般把体温上升超过正常值的多少称为发热

    A. 0.5℃   B. 0.8℃

    C. 1.0℃   D. 1.5℃

    E. 2.0℃

4. 内生致热原的作用部位是

    A. 中性粒细胞   B. 骨骼肌

    C. 下丘脑体温调节中枢   D. 皮肤血管

    E. 汗腺

5. 下述哪种情况的体温升高属于发热

    A. 妇女月经前期   B. 剧烈运动后

    C. 妇女妊娠期   D. 中暑

    E. 化脓性扁桃体炎

6. 外致热原的作用部位是

    A. 下丘脑体温调节中枢   B. 骨骼肌

    C. 汗腺   D. 皮肤血管

    E. 产 EP 细胞

7. 下列哪项属于过热

    A. 妇女月经前期   B. 妊娠期

    C. 心理性应激   D. 剧烈运动

    E. 中暑

8. 引起发热最常见的原因是

    A. 淋巴因子   B. 恶性肿瘤

    C. 变态反应   D. 细菌感染

    E. 病毒感染

9. 下列哪项不是发热激活物

    A. 葡萄球菌之肠毒素   B. 生理盐水

    C. 麻疹病毒   D. 溶血性链球菌之红疹毒素

    E. 酵母

10. 外致热原的作用主要是

    A. 激活局部的血管内皮细胞,释放致炎物质   B. 刺激局部的神经末梢,释放神经介质

    C. 直接作用于下丘脑的体温调节中枢   D. 促进内生致热原的产生和释放

    E. 加速分解代谢,产热增加

11. 下述哪种物质属内生致热原
    A. 革兰阳性细菌产生的外毒素
    B. 革兰阴性细菌产生的内毒素
    C. 体内的抗原抗体复合物
    D. 体内肾上腺皮质激素代谢产物苯胆烷醇酮
    E. 单核细胞等被激活后释放的致热原

12. 热型是根据下述哪项决定的
    A. 体温的高低   B. 体温的上升速度
    C. 体温的持续时间   D. 体温的曲线形态
    E. 体温的波动幅度

13. 发热高峰期的热代谢特点是
    A. 产热超过散热   B. 散热明显减少
    C. 辐射热明显减少   D. 对流热明显减少
    E. 产热与散热在高水平上保持平衡

14. 发热时出现
    A. 交感神经兴奋,消化液分泌增多,胃肠蠕动增强
    B. 交感神经抑制,消化液分泌减少,胃肠蠕动减弱
    C. 交感神经兴奋,消化液分泌减少,胃肠蠕动减弱
    D. 迷走神经兴奋,消化液分泌增多,胃肠蠕动增强
    E. 迷走神经兴奋,消化液分泌减少,胃肠蠕动减弱

15. 一般认为,体温每升高 1℃,基础代谢率可提高
    A. 10%   B. 13%
    C. 25%   D. 30%
    E. 50%

16. 下列对发热病人的处理哪项不正确
    A. 寻找病因,针对病因治疗   B. 进食易消化营养物质
    C. 注意水盐代谢,预防脱水   D. 补充维生素
    E. 尽早解热

17. 体温下降期可导致
    A. Na^+ 潴留   B. K^+ 潴留
    C. 水潴留   D. 脱水
    E. 出汗减少

18. 发热时机体糖代谢变化为
    A. 糖原分解增多,糖异生增强,血糖升高,乳酸增多
    B. 糖原分解增多,糖异生减少,血糖升高,乳酸减少
    C. 糖原分解减少,糖异生减少,血糖降低,乳酸增多
    D. 糖原分解减少,糖异生增加,血糖降低,乳酸减少
    E. 糖原分解增多,糖异生减少,血糖升高,乳酸增多

19. 体温每升高 1℃,心率平均每分钟约增加
    A. 5 次   B. 10 次

C. 25 次   D. 18 次

E. 20 次

X 型题

20. 内毒素特性是

    A. 分子量大   B. 属发热激活物

    C. 耐热性低   D. 能被蛋白酶破坏

    E. 分子量小

21. 下列哪些属于发热激活物

    A. 细菌   B. 病毒

    C. 真菌   D. 尿酸结晶

    E. 硅酸结晶

22. 下列可以引起过热的是

    A. 汗腺缺乏   B. 皮肤鱼鳞病

    C. 中暑   D. 甲状腺功能亢进

    E. 恶性肿瘤

23. 下列哪些属于产内生致热原细胞

    A. 肺泡巨噬细胞   B. 肝星状细胞

    C. 肿瘤细胞   D. 单核细胞

    E. 红细胞

24. 下列哪些是内生致热原

    A. IL-1   B. IL-6

    C. 干扰素   D. 苯胆烷醇酮

    E. 肿瘤坏死因子

25. 发热体温上升期的热代谢特点是

    A. 中心体温高于调定点   B. 皮肤血管扩张

    C. 出汗   D. 寒战

    E. 产热增多,散热减少

26. 发热的发病环节中哪些是错误的

    A. 发热激活物的刺激   B. 内生致热原的产生和释放

    C. 产热增多,散热减少   D. 温度效应器不参与

    E. 脑内钠离子与钙离子的比值降低使调定点上移

27. 发热体温下降期的热代谢特点是

    A. 产热大于散热   B. 产热小于散热

    C. 散热障碍   D. 产热障碍

    E. 有出汗

28. 发热机体代谢改变的总特点是

    A. 基础代谢率升高   B. 分解代谢增强

    C. 无氧酵解增强   D. 营养物质消耗减少

    E. 营养物质消耗增多

29. 发热时机体可出现
　　A. 糖原合成减少　　　　　　　B. 代谢性酸中毒
　　C. 蛋白合成增加　　　　　　　D. 脂肪合成增加
　　E. 脱水

30. 高热时心血管机能改变一般有
　　A. 心输出量减少　　　　　　　B. 心率减慢
　　C. 心律不齐　　　　　　　　　D. 心率加快
　　E. 在不同期血压可轻度升高或下降

（四）问答题

1. 简述发热的发生机制。
2. 外致热原通过哪些基本环节使机体产热？
3. 发热和过热有何不同？
4. 对发热病人处理原则是什么？
5. 发热时机体的物质代谢有哪些变化？

三、参考答案

（一）名词解释

1. 发热：是指由于致热原的作用使体温调节中枢调定点上移而引起的调节性体温升高（＞0.5℃）。
2. 内生致热原：是指在发热激活物的作用下，产内生致热原细胞产生和释放的能引起体温升高的物质。
3. 过热：是由于体温调节障碍、散热障碍或产热器官异常等原因造成的机体产热与散热失平衡而引起的一种被动性体温升高。
4. 发热激活物：激活产内生致热原细胞产生和释放内生致热原的物质称为发热激活物。
5. 生理性体温升高：某些生理情况下（剧烈运动、月经前期、心理性应激）也出现体温升高，由于它们属于生理反应，故称为生理性体温升高。

（二）填空题

1. 皮肤
2. 发热　过热
3. 通过激活产内生致热原细胞，产生和释放内生致热原
4. 脂质 A
5. 体温上升期　高温持续期　体温下降期
6. 细菌感染
7. 高水平
8. 减少　增加
9. 代谢性酸中毒
10. 高热　心脏病病人　妊娠期妇女
11. 分解　增强　升高
12. 稽留热　弛张热　间歇热　不规则热　周期热
13. 视前区 - 下丘脑前部

（三）选择题

A 型题

1. D　2. E　3. A　4. E　5. E　6. E　7. E　8. D　9. B　10. D　11. E　12. D　13. E　14. C　15. B　16. E　17. D　18. A　19. D

X 型题

20. AB　21. ABCDE　22. ABCD　23. ABCD　24. ABCE　25. DE　26. DE　27. BE　28. ABCE　29. ABE　30. CDE

（四）问答题

1. 简述发热的发生机制。

在发热激活物的作用下，产内生致热原细胞产生和释放内生致热原。其通过血-脑屏障，作用于视前区-下丘脑前部体温调节中枢的热敏神经受体，使下丘脑局部的前列腺素 E（PGE）、cAMP 水平和 Na^+/Ca^{2+} 比值提高，引起体温调节中枢的调定点上移。机体产热增多，散热减少，产热大于散热，体温上升直至调定点新的高度。

2. 外致热原通过哪些基本环节使机体产热？

外致热原激活产内生致热原细胞产生和释放内生致热原（EP），EP 通过血脑屏障后到达下丘脑，通过中枢性发热介质（正负调节介质）使体温调节点上移而引起发热。

3. 发热和过热有何不同？

不同包括：①发热是由发热激活物经内生致热原引起的体温调节中枢的调定点上移，而过热是由于产热、散热障碍或体温调节障碍，下丘脑体温调节中枢的调定点并未上移；②发热时体温升高不会超过体温调定点水平，而过热时体温升高的程度可超过体温调定点水平；③发热是主动性体温升高，而过热是由于体温调节障碍引起的被动性体温升高。

4. 对发热病人处理原则是什么？

除对引起发热的原生性疾病进行治疗外，若体温太高，不应随便退热，特别是原因不明的发热病人，以免延误诊治；对于高热或持续发热的病人，应采取解热措施，补充糖类和维生素，纠正水、电解质和酸碱平衡紊乱。

5. 发热时机体的物质代谢有哪些变化？

变化包括：①糖代谢：发热时糖的分解代谢加强，肝糖原和肌糖原分解增多，糖原贮备减少；由于氧的供应相对不足，使无氧酵解加强；②脂肪代谢：脂肪动员增加，由于脂肪的分解代谢增强和氧化不全，病人可出现酮血症和酮尿；③蛋白质代谢：蛋白质的分解代谢增强，病人的血浆蛋白降低，出现负氮平衡。

（匡冠丫）

第九章　炎　症

一、学习要点

1. 掌握炎症的概念和基本病理变化，炎症的类型以及各型炎症的病变特点。

2. 熟悉炎症的局部临床表现和全身反应及炎症的结局，炎症时渗出的机制和炎细胞渗出的意义。

3. 了解炎症的原因。

二、练习题

（一）名词解释

1. 炎症

2. 炎症介质

3. 变质

4. 渗出

5. 炎细胞浸润

6. 假膜性炎

7. 绒毛心

8. 化脓

9. 脓肿

10. 溃疡

11. 窦道

12. 瘘管

13. 蜂窝织炎

14. 炎性息肉

15. 炎性假瘤

16. 肉芽肿

17. 菌血症

18. 毒血症

19. 败血症

20. 脓毒血症

（二）填空题

1. 炎症的基本病变为_____、_____和_____。

2. 炎症的局部临床表现为_____、_____、_____和_____。

3. 急性炎症以_____细胞渗出为主。

4. 渗出性炎症可分为_____、_____、_____、_____四类。

5. 如果炎区内有大量的嗜酸性粒细胞浸润,常提示为_____或_____。

6. 发生在黏膜的纤维素性炎又称_____炎。

7. 炎症时渗出的白细胞又称_____,其进入组织间隙称为_____。

8. 有较强吞噬能力的炎细胞是_____和_____。

9. 浆液性渗出物以_____成分为主。

10. 化脓性炎是以_____渗出为特征,伴有_____和_____形成的一种炎症。

11. 化脓性炎常见的病变类型有_____、_____、_____。

12. 蜂窝织炎主要由_____引起。

13. 出血性炎病灶的_____损伤严重,渗出物中含有大量_____。

14. 炎性息肉好发于_____和_____。

15. 肉芽肿大致可分为_____和_____两类。

（三）选择题

A 型题

1. 临床最常见的致炎因子是
   A. 化学性因素   B. 物理性因素
   C. 变态反应   D. 生物性因素
   E. 机械性因素

2. 炎症的基本病变是
   A. 红、肿、热、痛、功能障碍   B. 组织的炎性充血和水肿
   C. 变质、渗出、增生   D. 组织细胞的变性坏死
   E. 周围血液中白细胞增多和体温升高

3. 炎性渗出主要是由于
   A. 小静脉血栓形成   B. 血管壁通透性改变
   C. 血流动力学改变   D. 循环血量增加
   E. 组织间液比重降低

4. 急性炎症时血流动力学变化正确的顺序是
   A. 血流速度减慢→血管扩张,血流加速→细动脉短暂收缩→白细胞附壁
   B. 细动脉短暂收缩→血管扩张,血流加速→白细胞附壁→血流速度减慢
   C. 细动脉短暂收缩→血流加速→血管扩张,血流速度减慢→白细胞附壁
   D. 血管扩张,血流加速→细动脉短暂收缩→白细胞附壁→血流速度减慢
   E. 细动脉短暂收缩→血流速度减慢→血管扩张,血流加速→白细胞附壁

5. 下列最有防御意义的炎症改变是
   A. 白细胞渗出   B. 分子浓度增高
   C. 炎症介质形成   D. 分解代谢增强
   E. 局部酸中毒

6. 从腹腔取出的液体具有如下特征:比重高,静置时凝固,浑浊呈黄色,含纤维蛋白原。其原因是

A. 门静脉高压　　　　　　　　B. 饥饿或蛋白丧失

C. 腹膜炎　　　　　　　　　　D. 右心衰竭

E. 以上都不是

7. 肉芽肿性炎的病灶中增生的主要炎症细胞是

A. 嗜酸性粒细胞　　　　　　　B. 巨噬细胞

C. 中性粒细胞　　　　　　　　D. 淋巴细胞及浆细胞

E. 肉芽组织中的成纤维细胞

8. 不属于渗出性炎的是

A. 化脓性炎　　　　　　　　　B. 假膜性炎

C. 浆液性炎　　　　　　　　　D. 感染性肉芽肿性炎

E. 出血性炎

9. 下列关于炎症的描述不正确的是

A. 中性粒细胞浸润通常是急性炎症的标志

B. 中性粒细胞游出后必然引起局部单核细胞增多

C. 淋巴细胞浸润并非总是慢性炎症的特征

D. 慢性炎细胞主要是淋巴细胞、浆细胞和巨噬细胞

E. 白细胞渗出只见于急性炎症早期

10. 淋巴细胞、浆细胞和巨噬细胞最常见于

A. 蜂窝织炎　　　　　　　　　B. 纤维素性炎

C. 化脓性炎症　　　　　　　　D. 慢性炎症

E. 急性炎症

11. 以变质为主的炎症,其实质细胞的主要变化是

A. 增生和变性　　　　　　　　B. 萎缩和变性

C. 变性和坏死　　　　　　　　D. 增生和再生

E. 坏死和萎缩

12. 细菌进入血液中大量繁殖,并引起全身中毒症状称为

A. 菌血症　　　　　　　　　　B. 毒血症

C. 败血症　　　　　　　　　　D. 病毒血症

E. 脓毒败血症

13. 急性炎症早期组织中最常浸润的炎细胞是

A. 浆细胞　　　　　　　　　　B. 巨噬细胞

C. 嗜酸性粒细胞　　　　　　　D. 中性粒细胞

E. 淋巴细胞

14. 溶血性链球菌最常引起

A. 蜂窝织炎　　　　　　　　　B. 出血性炎

C. 坏死性炎　　　　　　　　　D. 脓肿

E. 假膜性炎

15. 金黄色葡萄球菌感染最常引起

A. 假膜性炎　　　　　　　　　B. 脓肿

C. 纤维素性炎　　　　　　　　D. 蜂窝织炎

E. 出血性炎

16. 病毒感染的病灶内最常出现的细胞是
    A. 中性粒细胞
    B. 嗜酸性粒细胞
    C. 淋巴细胞
    D. 浆细胞
    E. 肥大细胞

17. 下列与炎症渗出液无关的因素是
    A. 液体内含纤维蛋白原
    B. 液体比重高
    C. 液体静置时凝固
    D. 血管通透性增高
    E. 液体内含细胞数少

18. 下列最早发生的炎症反应是
    A. 白细胞附壁
    B. 浆液渗出
    C. 白细胞游出
    D. 纤维素渗出
    E. 白细胞吞噬

19. 下列哪项不是急性菌痢的假膜成分
    A. 大量胶原纤维
    B. 细菌
    C. 坏死的黏膜组织
    D. 大量纤维蛋白
    E. 中性粒细胞

20. 炎性肉芽肿的成分不包括
    A. 上皮细胞
    B. 成纤维细胞
    C. 巨噬细胞
    D. 多核巨细胞
    E. 淋巴细胞

21. 蜂窝织炎的错误叙述是
    A. 是透明质酸酶和链激酶溶解组织的结果
    B. 常由溶血性链球菌引起
    C. 常发生于疏松组织内
    D. 病灶内有局限的中性粒细胞浸润
    E. 痊愈后一般不留痕迹

22. 最轻的渗出性炎类型是
    A. 浆液性炎
    B. 出血性炎
    C. 纤维素性炎
    D. 蜂窝织炎
    E. 卡他性炎

23. 急性炎症通常以
    A. 渗出和增生为主
    B. 变质与渗出为主
    C. 增生为主
    D. 变质、增生为主
    E. 变质、渗出、增生都明显

24. 肛门周围脓肿一端向直肠穿破,另一端向皮肤穿破,应称为
    A. 窦道
    B. 溃疡
    C. 空洞
    D. 瘘管
    E. 糜烂

25. 假膜性炎是指
    A. 发生在浆膜的卡他性炎
    B. 发生在黏膜的化脓性炎
    C. 发生在浆膜的纤维素性炎
    D. 发生在黏膜的纤维素性炎

   E. 发生在黏膜的变质性炎

X 型题

26. 渗出液对机体有利的作用有
   A. 渗出的纤维蛋白原转变成纤维蛋白,能限制病原菌扩散
   B. 渗出液中含有抗体、补体等,可增强细胞防御能力
   C. 渗出液能稀释毒素和有害物质,减轻毒素对局部的损伤作用
   D. 渗出液可被肉芽组织机化、加速修复
   E. 渗出液中的纤维蛋白可作为组织修复的支架

27. 炎症时白细胞游出的机制是
   A. 血管壁通透性增高   B. 内皮细胞受损
   C. 某些炎症介质的作用   D. 白细胞附壁
   E. 白细胞的阿米巴样运动

28. 巨噬细胞的作用是
   A. 释放炎症介质   B. 形成多核巨细胞
   C. 参与免疫反应   D. 吞噬微生物及坏死组织
   E. 释放致热原

29. 变质性炎常发生的脏器是
   A. 肺   B. 肝
   C. 脑   D. 脾
   E. 心

30. 炎症反应的化学介质有
   A. 激肽类   B. 5- 羟色胺
   C. 组织胺   D. 补体系统
   E. 前列腺素

31. 慢性炎症组织中出现的炎细胞是
   A. 浆细胞   B. 淋巴细胞
   C. 成纤维细胞   D. 中性粒细胞
   E. 单核细胞

32. 血浆产生的炎症介质是
   A. 补体系统   B. 纤溶系统
   C. 凝血系统   D. 激肽系统
   E. 组织胺

33. 巨噬细胞在不同的致炎因子作用下可转变成
   A. 上皮样细胞   B. 伤寒细胞
   C. 朗汉斯巨细胞   D. 泡沫细胞
   E. 异物性多核巨细胞

34. 参与免疫反应的炎细胞是
   A. 中性粒细胞   B. 淋巴细胞
   C. 嗜酸性粒细胞   D. 浆细胞
   E. 巨噬细胞

35. 属于渗出性炎的疾病是
    A. 流行性脑脊髓膜炎　　　　　B. 大叶性肺炎
    C. 乙型脑炎　　　　　　　　　D. 病毒性肝炎
    E. 化脓性阑尾炎
36. 炎症病灶中纤维蛋白的有利作用是
    A. 有利于阻碍细菌的扩散　　　B. 有利于吞噬细胞发挥吞噬作用
    C. 有利于组织修复　　　　　　D. 引起血液凝固
    E. 有利于吞噬细胞游走
37. 在炎症过程中以防御为主的变化是
    A. 抗体生成　　　　　　　　　B. 变质
    C. 血中白细胞增多　　　　　　D. 增生
    E. 渗出
38. 嗜酸性粒细胞多出现在
    A. 化脓菌感染　　　　　　　　B. 变态反应性炎症
    C. 寄生虫感染　　　　　　　　D. 结核菌感染
    E. 出血性炎
39. 炎性增生的特点是
    A. 结构和功能具有成熟性　　　B. 病因去除后增生可停止
    C. 机体的修复　　　　　　　　D. 对机体有益无害
    E. 均出现在炎症的晚期
40. 炎症时局部温度升高是因为
    A. 组织分解代谢增强　　　　　B. 小静脉扩张淤血
    C. 小动脉扩张充血　　　　　　D. 炎性渗出物形成
    E. 血流量增多,血流加快

（四）问答题
1. 炎症如何分类?
2. 渗出液有什么意义?
3. 列表比较渗出液和漏出液的区别。
4. 列表比较各型炎细胞的作用和临床意义。
5. 列表比较脓肿和蜂窝织炎的区别。

三、参考答案

（一）名词解释
1. 炎症:具有血管系统的活体组织对损伤因子所发生的防御反应为炎症。
2. 炎症介质:能够介导炎症反应的化学因子称炎症介质,也称化学介质。
3. 变质:是指炎症局部组织、细胞发生的变性和坏死。
4. 渗出:炎症局部组织血管内的液体和细胞成分,通过血管壁进入组织间隙、体腔、黏膜表面和体表的过程叫渗出。
5. 炎细胞浸润:白细胞通过血管壁游出到血管外,在炎症病灶聚集的现象称为炎细胞浸润,是炎症反应最重要的特征。

6. 假膜性炎:发生于黏膜的纤维素性炎。渗出的纤维蛋白原形成的纤维素与坏死组织和中性粒细胞及细菌共同形成假膜,又称假膜性炎。

7. 绒毛心:心包的纤维素性炎。由于心脏不断跳动,渗出在心外膜上的纤维素形成绒毛状物,称为"绒毛心"。

8. 化脓:渗出的中性粒细胞变性、坏死后释放出蛋白溶解酶将坏死组织溶解液化的过程称为化脓。

9. 脓肿:脓肿为局限性化脓性炎症,其主要特征是组织发生溶解坏死,形成充满脓液的腔。

10. 溃疡:皮肤和黏膜的脓肿可向表面破溃形成溃疡。

11. 窦道:组织和器官内较深部位的脓肿可向体表或自然管道穿破,形成只有一个开口的病理性管道,称为窦道。

12. 瘘管:若脓肿一端向体表或体腔穿破,另一端向内开口于自然管道,形成两个以上开口的管道,称为瘘管。

13. 蜂窝织炎:是疏松结缔组织的弥漫性化脓性炎,常发生于皮肤、肌肉和阑尾。

14. 炎性息肉:黏膜发生增生性炎时,局部的黏膜上皮和腺体增生形成突出黏膜表面的带蒂的肿物。

15. 炎性假瘤:发生于肺等内脏的增生性炎,炎症局部组织增生形成一个境界清楚、肉眼及 X 线观察似肿瘤的结节或团块称炎性假瘤。

16. 肉芽肿:是以巨噬细胞及其演变的细胞局限性增生所形成的境界清楚的结节状病灶。

17. 菌血症:细菌由局部病灶入血,全身无中毒症状,但从血液中可查到细菌,称菌血症。

18. 毒血症:细菌的毒性产物或毒素被吸收入血,有全身中毒症状称为毒血症。

19. 败血症:细菌由局部病灶入血,并且大量繁殖,产生毒素,引起全身中毒症状和病理变化,称为败血症。

20. 脓毒败血症:化脓菌所引起的败血症,除了有败血症的表现外,可在全身一些脏器中出现多发性细菌栓塞性脓肿,称为脓毒败血症。

（二）填空题
1. 变质 渗出 增生
2. 红 肿 热 痛 功能障碍
3. 中性粒细胞
4. 浆液性炎 纤维素性炎 化脓性炎 出血性炎
5. 变态反应性炎 寄生虫感染
6. 假膜性
7. 炎细胞 炎细胞浸润
8. 巨噬细胞 中性粒细胞
9. 血浆
10. 中性粒细胞 不同程度组织坏死 脓液
11. 表面化脓和积脓 脓肿 蜂窝织炎
12. 溶血性链球菌
13. 血管壁 红细胞
14. 鼻 子宫颈

15. 感染性肉芽肿　异物性肉芽肿

（三）选择题

A 型题

1. D　2. C　3. B　4. C　5. A　6. C　7. B　8. D　9. E　10. D　11. C　12. C
13. D　14. A　15. B　16. C　17. E　18. B　19. A　20. A　21. D　22. A　23. B　24. D
25. D

X 型题

26. ABCE　27. ACDE　28. ABCDE　29. BCE　30. ABCDE　31. ABE　32. ABCD
33. ABCDE　34. BDE　35. ABE　36. ABCE　37. ACDE　38. BC　39. ABC　40. ACE

（四）问答题

1. 炎症如何分类？

按照病变特点，炎症的病理类型分为变质性炎、渗出性炎、增生性炎；临床主要按照病程进行分类，分为超急性、急性、亚急性、慢性炎症。两种分类也有联系，如急性炎症一般以变质、渗出为主，而慢性炎症以增生为主。

2. 渗出液有什么意义？

炎症时渗出液对机体有防御机制，过多的渗出液对机体有害。防御作用：①稀释、中和毒素，减轻局部损伤；②为局部组织带来营养物质和运走代谢产物；③渗出物中所含抗体、补体及溶菌物质，有利于杀灭病原体；④渗出物中的纤维素在炎症区域编织成网状，能防止病原体扩散，使病灶局限，并有利于白细胞吞噬消灭病原体；纤维蛋白网在炎症后期可成为修复的支架，并有利于成纤维细胞产生胶原纤维；⑤渗出物中的病原微生物和毒素随淋巴液被带到所属淋巴结，有利于细胞和体液免疫的产生。不利影响：①渗出液过多有压迫和阻塞作用；②渗出物中纤维素吸收不良，可引起脏器粘连。

3. 列表比较渗出液和漏出液的区别。

渗出液主要是炎症时由于血管通透性增高及血管内压增高引起，而漏出液是由于血管内压增高或胶体渗透压下降，血管通透性改变不明显。

	渗出液	漏出液
原因和机制	炎症，血管壁通透性升高	非炎症，血管流体静压升高
蛋白质含量	$> 30g/L$	$< 30g/L$
比重	> 1.018	< 1.018
细胞数	$> 500 \times 10^6$	$< 100 \times 10^6$
Rivalta 试验	阳性	阴性
凝固性	能自凝	不能自凝
透明度	浑浊	澄清

4. 列表比较各型炎细胞的作用和临床意义。

临床经常根据渗出的炎细胞种类、数量不同，辅助诊断炎症的类型。

类别	主要功能	临床意义
中性粒细胞	运动活跃,吞噬力强,能吞噬各种细菌、坏死组织小碎片和抗原-抗体复合物,释放致热原及炎症介质	见于急性炎症、炎症早期及化脓性炎症
单核细胞、巨噬细胞	运动及吞噬能力很强,能吞噬各种细菌、较大的坏死组织碎片和抗原-抗体复合物,释放致热原和炎症介质;参与免疫反应	主要见于急性炎症后期、慢性炎症、各种非化脓性炎
淋巴细胞、浆细胞	运动能力弱,无吞噬能力;B细胞参与体液免疫;T细胞参与细胞免疫	主要见于慢性炎症和病毒、立克次体感染
嗜酸性粒细胞	运动能力弱,有一定吞噬能力,能吞噬抗原-抗体复合物及组胺	常见于寄生虫感染及变态反应性炎症
嗜碱性粒细胞	能释放组胺、5-羟色胺和肝素	主要见于变态反应性炎症

5. 列表比较脓肿和蜂窝织炎的区别。

	脓肿	蜂窝织炎
概念	器官或组织内局限性化脓性炎	疏松组织发生的弥漫性化脓性炎
好发部位	皮下(疖、痈)或内脏(肺、脑、肝、肾等)	皮下组织、肌肉间和阑尾
常见致病菌	金黄色葡萄球菌	溶血性链球菌
机制	毒素和血浆凝固酶作用	透明质酸酶降解结缔组织基质的透明质酸;链激酶溶解纤维素
病变特点	组织坏死明显形成含有脓液的腔和脓肿膜,与周围组织分界明显	炎区组织明显水肿,而原有组织坏死不显著,炎区与周围组织分界不清
结局	包裹机化,排出脓液可形成空洞、溃疡、窦道、瘘管,或经久不愈	可完全愈合,全身症状明显,易经组织间隙、淋巴管扩散

（刘立新）

第十章 休 克

一、学习要点

1. 掌握休克的概念,休克的分期以及每一期微循环变化的特点。
2. 熟悉休克的常见原因和分类,每一期休克微循环变化的发生机制。
3. 了解休克时机体主要代谢和重要器官功能变化。

二、练习题

(一)名词解释

1. 休克
2. 心源性休克
3. 自身输血
4. 自身输液
5. MODS

(二)填空题

1. 休克发生的始动环节有_____、_____和_____。
2. 微循环是指_____和_____之间的血液循环。
3. 休克的发展过程大致可以分为_____、_____和_____三个时期。
4. 休克中期微循环变化的特点是_____。
5. 休克晚期微循环变化的特点是_____。
6. 休克早期微循环变化的特点是_____。
7. 低排高阻型休克的血流动力学特点是_____。
8. 高排低阻型休克的血流动力学特点是_____。
9. 休克的补液原则是_____。

(三)选择题

A 型题

1. 关于休克的概念,正确的是
    A. 以血压降低、昏迷为主要表现的综合征   B. 急性中枢神经系统功能紊乱
    C. 机体对外界刺激发生的应激反应   D. 强烈的震荡或打击
    E. 有效循环血量急剧减少使全身微循环血液灌注不足,致细胞损伤、重要器官功能代谢障碍的全身性病理过程

2. 休克的最主要特征是
    A. 心输出量降低   B. 外周阻力降低
    C. 动脉血压降低   D. 外周阻力升高
    E. 组织微循环灌流量不足

3. 休克早期引起微循环变化的最主要的体液因子是
    A. 儿茶酚胺   B. 心肌抑制因子
    C. NO   D. 组胺
    E. 血管紧张素 II

4. 休克早期交感 - 肾上腺髓质系统处于
    A. 强烈兴奋   B. 强烈抑制
    C. 变化不明显   D. 先兴奋后抑制
    E. 先抑制后兴奋

5. 自身输血的作用主要是指
    A. 容量血管收缩, 回心血量增加   B. 抗利尿激素增多, 水重吸收增加
    C. 醛固酮增多, 钠水重吸收增加   D. 组织液回流增多
    E. 动 - 静脉吻合支开放, 回心血量增加

6. 自身输液的作用主要是指
    A. 组织液回流多于生成   B. ADH 增多, 水重吸收增多
    C. 醛固酮增多, 钠水重吸收增多   D. 容量血管收缩, 增加回心血量
    E. 动 - 静脉吻合支开放, 回心血量增加

7. 休克早期动脉血压变化的特点是
    A. 明显升高   B. 骤降
    C. 正常或略降   D. 先升后降
    E. 先降后升

8. 休克早期血流量基本不变的器官是
    A. 脑   B. 肾
    C. 肝   D. 胃肠道
    E. 脾

9. 关于休克早期微循环变化的描述, 正确的是
    A. 微动脉端舒张, 微静脉端收缩   B. 微动脉端舒张, 微静脉端不变
    C. 微动脉端收缩, 微静脉端舒张   D. 微动脉端舒张, 微静脉端舒张
    E. 微动脉端收缩程度大于微静脉端收缩

10. 关于休克中期微循环变化的描述, 正确的是
    A. 微动脉端收缩, 微静脉端舒张   B. 微动脉端收缩, 微静脉端收缩
    C. 微动脉端舒张, 微静脉端舒张   D. 微动脉端舒张, 微静脉端收缩
    E. 微动脉端舒张程度大于微静脉端舒张

11. 休克早期微循环灌流的特点是
    A. 少灌少流   B. 多灌多流
    C. 多灌少流   D. 少灌多流
    E. 不灌不流

12. 休克期微循环灌流的特点是
    A. 少灌少流　　　　　　　　　　B. 多灌多流
    C. 多灌少流　　　　　　　　　　D. 少灌多流
    E. 不灌不流

13. 休克晚期微循环灌流的特点是
    A. 少灌少流　　　　　　　　　　B. 多灌多流
    C. 多灌少流　　　　　　　　　　D. 少灌多流
    E. 不灌不流

14. 下列哪一项不符合早期休克临床表现
    A. 烦躁不安　　　　　　　　　　B. 皮肤湿冷
    C. 脉搏细速　　　　　　　　　　D. 尿量减少
    E. 血压和脉压正常

15. 下列哪种休克最易导致 DIC 发生
    A. 烧伤性休克　　　　　　　　　B. 失血性休克
    C. 感染性休克　　　　　　　　　D. 心源性休克
    E. 神经源性休克

16. 失血性休克发展过程中,全身总外周阻力变化趋势是
    A. 增加　　　　　　　　　　　　B. 降低
    C. 先增加后降低　　　　　　　　D. 先降低后增加
    E. 不变

17. 休克淤血期,下列哪一种变化是不正确的
    A. 血管壁通透性增加,血浆大量外渗　　B. 血液黏滞度增大
    C. 组织液回吸收增多　　　　　　D. 细胞膜泵功能障碍,细胞水肿
    E. 血液滞留于内脏、皮肤等器官

18. 下列哪一种物质引起休克时心肌收缩力下降
    A. 缓激肽　　　　　　　　　　　B. NO
    C. 组胺　　　　　　　　　　　　D. 心肌抑制因子
    E. 肾上腺素

19. 下列哪一种休克不属于低血容量性休克
    A. 感染性休克　　　　　　　　　B. 失液性休克
    C. 挤压伤性休克　　　　　　　　D. 失血性休克
    E. 烧伤性休克

20. 下列哪一种休克属于血管源性休克
    A. 过敏性休克　　　　　　　　　B. 失液性休克
    C. 心源性休克　　　　　　　　　D. 失血性休克
    E. 烧伤性休克

21. 休克时应用血管活性药物的最主要目的是
    A. 扩张微动脉　　　　　　　　　B. 升压
    C. 扩张微静脉　　　　　　　　　D. 降低外周阻力
    E. 改善微循环灌流量

22. 休克时正确的补液原则为
    A. 补液宁多勿少
    B. 补液宁少勿多
    C. 超量扩容,补液
    D. 需多少,补多少
    E. 失多少补多少

23. 休克时细胞最早发生的损害为
    A. 细胞膜损害
    B. 细胞核损害
    C. 内质网损害
    D. 溶酶体损害
    E. 线粒体损害

24. 下列哪种不是休克时细胞受损的结果
    A. 有氧氧化减弱,ATP 生成减少
    B. 无氧酵解增强,乳酸生成增多
    C. 蛋白合成减少,出现负氮平衡
    D. 脂肪分解减少
    E. 细胞膜钠泵功能障碍,细胞水肿

25. 休克时,最早、最易受损的器官是
    A. 心
    B. 肝
    C. 脑
    D. 肠
    E. 肾

X 型题

26. 下列哪些原因可以引起低血容量性休克
    A. 失血
    B. 失液
    C. 大面积烧伤
    D. 感染
    E. 过敏

27. 休克发生的始动环节包括
    A. 血容量减少
    B. 外周阻力降低
    C. 心泵功能障碍
    D. 肾功能障碍
    E. 血管容量分布异常

28. 休克早期微循环的代偿意义表现在
    A. 血液重新分配
    B. 自身输血
    C. 自身输液
    D. 心肌收缩力增强
    E. 外周阻力增高

29. 休克早期病人的主要临床表现有
    A. 面色苍白
    B. 四肢湿冷
    C. 脉搏细速
    D. 脉压增大
    E. 烦躁不安

30. 休克Ⅲ期又称
    A. 弥散性血管内凝血期
    B. 微循环衰竭期
    C. 细胞损伤期
    D. 多器官衰竭期
    E. 休克不可逆期

31. 休克时细胞损伤可表现为
    A. 细胞膜离子泵功能障碍
    B. 细胞水肿
    C. 线粒体损伤
    D. 溶酶体受损

E. 细胞膜通透性增加

32. 参与休克早期发生发展的体液因子主要是

    A. 儿茶酚胺   B. 肠源性内毒素

    C. 前列环素   D. 血管紧张素 II

    E. 激肽

33. 休克进展期病人的临床表现包括

    A. 心音低钝   B. 神志淡漠甚至昏迷

    C. 皮肤发绀   D. 少尿甚至无尿

    E. 血压正常

34. 休克的防治原则包括

    A. 去除病因   B. 补充血容量

    C. 纠正酸中毒   D. 合理使用血管活性物质

    E. 防治细胞损伤

35. 休克时肺组织病理变化包括

    A. 肺淤血   B. 肺水肿

    C. 肺不张   D. 肺 DIC 形成

    E. 肺泡内透明膜形成

（四）问答题

1. 什么是休克？休克常见的原因有哪些？
2. 简述休克的分期及每期微循环变化的特点。
3. 休克早期机体的代偿作用表现在哪些方面？
4. 试述休克缺血性缺氧期微循环改变的机制及临床特点。
5. 简述休克晚期 DIC 的发生机制。
6. 休克时细胞会发生哪些损害？

三、参考答案

（一）名词解释

1. 休克：是各种强烈致病因子作用于机体引起的急性循环衰竭，其特点是微循环障碍、重要器官的灌流不足和细胞功能代谢障碍，由此引起的全身性危重的病理过程。

2. 心源性休克：由于急性心泵功能衰竭或严重的心律紊乱而导致的休克称为心源性休克。

3. 自身输血：休克早期，通过神经体液调节使得小静脉和肝、脾储血库收缩，减少血管床内容纳的血量，以增加回心血量和维持动脉血压。

4. 自身输液：在休克初期，由于毛细血管前阻力大于毛细血管后阻力，致毛细血管静水压降低，使得组织液进入毛细血管增加以增加回心血量称之为自我输液。

5. MODS：指在严重创伤、感染和休克时，原无器官功能障碍的病人同时或在短时间内相继出现两个或两个以上器官系统的功能障碍。

（二）填空题

1. 血容量减少　心泵功能障碍　血管容量异常
2. 微动脉　微静脉

3. 微循环缺血缺氧期 微循环淤血缺氧期 微循环衰竭期

4. 灌多流少,灌大于流

5. 不灌不流,灌流停止

6. 少灌少流,灌少于流

7. 心输出量降低,外周血管阻力增高

8. 心输出量高,外周血管阻力低

9. 需多少,补多少

(三)选择题

A 型题

1. E 2. E 3. A 4. A 5. A 6. A 7. C 8. A 9. E 10. D 11. A 12. C 13. E 14. E 15. C 16. C 17. C 18. D 19. A 20. A 21. E 22. D 23. A 24. D 25. E

X 型题

26. ABC 27. ACE 28. ABCDE 29. ABCE 30. ABDE 31. ABCDE 32. AD 33. ABCD 34. ABCDE 35. ABCDE

(四)问答题

1. 什么是休克?休克常见的原因有哪些?

休克是由于各种强烈致病因素引起的机体有效循环血量急剧减少,使微循环血液灌流量严重不足,导致重要器官功能代谢障碍和细胞受损的全身性病理过程。

常见的原因主要有大量失血失液、大面积烧伤、严重创伤、心功能障碍、强烈的神经刺激及过敏等。

2. 简述休克的分期及每期微循环变化的特点。

(1)微循环缺血性缺氧期:微循环变化的特点是少灌少流,灌少于流。

(2)微循环淤血性缺氧期:微循环变化的特点是多灌少流,灌大于流。

(3)微循环衰竭期:不灌不流,灌流停止。

3. 休克早期机体的代偿作用表现在哪些方面?

(1)血液重新分布,保证了重要生命器官心、脑的血液供应。

(2)"自身输血",增加回心血量。

(3)"自身输液",促使更多组织液回流进入血管。

(4)休克早期交感 - 肾上腺髓质系统兴奋使心率增快、心肌收缩力增强,心输出量增加。同时,小血管收缩,外周血管阻力增加,可减轻血压尤其是平均动脉压下降的程度。

4. 试述休克缺血性缺氧期微循环改变的机制及临床特点。

(1)在休克缺血性缺氧期导致微循环持续痉挛的始动因素是休克动因引起交感 - 肾上腺髓质系统兴奋,儿茶酚胺的释放增加;其他体液因子如血管紧张素 II、加压素、血栓素 A_2、内皮素、心肌抑制因子等也促使血管收缩。

(2)临床特点包括面色苍白、四肢湿冷、脉搏细速、尿量减少、烦躁不安、脉压减小。

5. 简述休克晚期 DIC 的发生机制。

严重缺氧、酸中毒、内毒素等使血管内皮细胞广泛损伤,暴露内皮下胶原纤维,激活因子ⅩⅡ启动内源性凝血系统;烧伤、创伤、手术等常伴有大量组织破坏,组织因子释放入血启动外源性凝血系统;红细胞聚集破坏,释放红细胞素和 ADP(如异型输血),血小板黏附凝集,释放血小板因子而促进凝血过程；严重缺血、缺氧使肝清除凝血物质能力降低；内毒素及可溶性纤维素聚合物"封闭"了单核 - 吞噬细胞系统；强烈应激反应、酸中毒可使血液处于高凝状态。

6. 休克时细胞会发生哪些损害？

（1）细胞膜的变化：离子泵功能障碍，水、Na^+ 和 Ca^{2+} 内流，细胞内水肿。

（2）线粒体变化：线粒体肿胀、氧化磷酸化障碍、能量物质进一步减少。

（3）溶酶体变化：溶酶体酶释放，引起细胞自溶。

（石　磊）

第十一章　弥散性血管内凝血

一、学习要点

1. 掌握弥散性血管内凝血（DIC）的概念，发生 DIC 时机体的主要功能变化。
2. 熟悉 DIC 的原因、发生机制和 DIC 各期实验室检查的特点。
3. 了解 DIC 与临床护理的联系。

二、练习题

（一）名词解释

1. 弥散性血管内凝血（DIC）
2. 消耗性低凝期
3. FDP
4. 代偿型 DIC

（二）填空题

1. 典型的 DIC 病程可分为_____、_____和_____三期。
2. 典型的 DIC 临床表现包括_____、_____、_____和_____。
3. 按 DIC 发生的速度，一般将 DIC 分成_____、_____和_____三型。
4. _____是 DIC 最多见和最重要的临床表现。

（三）选择题

A 型题

1. DIC 最主要的病理特征是
   A. 凝血物质大量消耗
   B. 凝血功能障碍
   C. 纤溶亢进
   D. 大量微血栓形成
   E. 凝血因子大量消耗
2. DIC 时血液凝固障碍准确的表述为
   A. 血液凝固性增高
   B. 先高凝后转为低凝
   C. 先低凝后转为高凝
   D. 纤溶活性增高
   E. 血液凝固性降低
3. 组织严重损伤时，大量组织因子（TF）释放，可以激活第几因子启动外源性凝血途径
   A. Ⅲ
   B. Ⅶ
   C. Ⅹ
   D. Ⅻ
   E. Ⅺ

4. DIC 的原因不包括
   A. 内毒素血症
   B. 大面积烧伤
   C. 急性早幼粒白血病
   D. 胎盘早剥
   E. 单核 - 吞噬细胞系统功能抑制

5. 下列哪项属于继发性纤溶亢进期独有的特征
   A. 血小板减少
   B. 凝血因子减少
   C. 血小板黏附性增强
   D. 凝血时间缩短
   E. D- 二聚体阳性

6. DIC 的原因及发生机制中, 最常见的是
   A. 感染性因素
   B. 羊水促凝物质入血
   C. 大量胰蛋白酶入血
   D. 蛇毒、蜂毒直接促凝
   E. 恶性肿瘤入血

7. 下列哪项不属于急性型 DIC 的特征
   A. 临床表现明显
   B. 病情快速恶化
   C. 以休克和出血为主
   D. 以某脏器功能不全的表现为主
   E. 实验室检查显著异常

8. DIC 病人出血的特点为
   A. 突发、多部位、程度不一
   B. 单一部位
   C. 止血药治疗有效
   D. 不会因为医疗注射而出血
   E. DIC 病人一定有出血的表现

9. 防治 DIC 的根本措施是
   A. 补充维生素 C
   B. 尽量减少创伤性检查和治疗
   C. 卧床休息
   D. 防治原发病
   E. 抗凝和抗纤溶治疗

10. DIC 的贫血属于
    A. 恶性贫血
    B. 再生障碍性贫血
    C. 缺铁性贫血
    D. 地中海贫血
    E. 溶血性贫血

11. DIC 高凝期的实验室检查结果应为
    A. 血小板明显减少
    B. 凝血时间短
    C. 优球蛋白溶解时间缩短
    D. 血小板黏附性增高
    E. 凝血时间显著延长

12. 大量组织因子入血所产生的后果是
    A. 激活外源性凝血系统
    B. 激活纤溶系统
    C. 激活补体系统
    D. 激活激肽系统
    E. 激活内源性凝血系统

13. 急性 DIC 病人不可能出现下列哪项结果
    A. 血小板计数减少
    B. 纤维蛋白降解产物浓度增高
    C. 凝血酶时间明显延长
    D. 纤维蛋白原浓度增加
    E. 凝血酶原时间延长

X 型题

14. 下列哪些属于 DIC 继发性纤溶亢进期的特征表现
    A. 血液凝固性增高
    B. 出血十分明显
    C. 血小板黏附性增强
    D. D- 二聚体阳性
    E. 血浆鱼精蛋白副凝试验阳性

15. 下列哪些属于 DIC 高凝期的特征表现
    A. 血液凝固性增高
    B. 凝血时间缩短
    C. 血小板黏附性增强
    D. 血小板减少
    E. D- 二聚体阳性

16. 典型的 DIC 临床表现包括
    A. 出血
    B. 免疫功能缺陷
    C. 休克
    D. 多器官功能障碍和贫血
    E. 地中海贫血

（四）简答题

1. DIC 的诱发因素是什么？
2. DIC 的临床特征有哪些？
3. 如何护理 DIC 病人？
4. 为什么机体酸中毒的病人容易发生 DIC？

三、参考答案

（一）名词解释

1. 弥散性血管内凝血（DIC）：是指机体在某些致病因子的作用下,大量促凝物质入血,凝血因子和血小板被激活而引起的一种以凝血功能紊乱为主要特征的全身性病理过程。

2. 消耗性低凝期：凝血过程具有瀑布反应的特性,高凝期消耗了大量的凝血因子和血小板,使血液进入低凝状态,此时称为消耗性低凝期。

3. FDP：即纤维蛋白（原）降解产物,是纤维蛋白溶解酶水解纤维蛋白及纤维蛋白原后产生的各种片段,这些片段具有妨碍纤维蛋白单体聚合、抗凝血酶、降低血小板黏附和聚集功能。

4. 代偿型 DIC：在 DIC 过程中凝血因子及血小板的消耗与生成基本保持平衡。

（二）填空题

1. 高凝期　消耗性低凝期　继发性纤溶亢进期
2. 出血　休克　多器官功能障碍　贫血
3. 急性型　亚急性型　慢性型
4. 出血

（三）选择题

A 型题

1. D 2. B 3. B 4. E 5. E 6. A 7. D 8. A 9. D 10. E 11. B 12. A
13. D

X 型题

14. BDE 15. ABC 16. ACD

（四）简答题

1. DIC 的诱发因素是什么?

DIC 的诱发因素是:①单核 - 吞噬细胞系统功能障碍;②严重肝功能障碍;③血液的高凝状态;④微循环障碍可诱发 DIC。

2. DIC 的临床特征有哪些?

DIC 的临床特征有:①出血;②休克;③器官功能障碍;④微血管病性溶血性贫血。

3. 如何护理 DIC 病人?

（1）高凝状态的护理:注意观察对易发 DIC 的病人静脉采血时血液是否迅速凝固,有利于提示 DIC 的发生。

（2）微循环衰竭的护理:护理时注意观察生命体征、神经精神症状、皮肤黏膜、尿的性状和尿量等情况,防止休克和多器官功能衰竭的发生。

（3）出血的护理:对 DIC 病人尽量减少创伤性检查和治疗,止血带勿扎得过紧,针刺后压迫止血时间要比其他病患更长时间,给予易消化食物,防止消化道出血,保持鼻腔湿润防止鼻出血,监测是否有颅内出血征兆(头痛、恶心、呕吐、烦躁不安等)等。在出血期尽量卧床休息,补充维生素 C 含量丰富的食物。

4. 为什么机体酸中毒的病人容易发生 DIC?

（1）酸中毒可损伤血管内皮细胞,启动内源性和外源性凝血系统发生 DIC。

（2）血液 pH 下降,可引起凝血因子的酶活性增加,肝素的抗凝活性减弱,血小板聚集性加强,使血液处于高凝状态,易引起 DIC。

（匡冠丫）

第十二章　肿　瘤

一、学习要点

1. 掌握肿瘤、异型性、转移、癌、肉瘤、癌前病变和原位癌的概念。
2. 熟悉肿瘤的特性、肿瘤的命名原则和分类,肿瘤对机体的影响、良性肿瘤与恶性肿瘤的病理临床区别、癌与肉瘤的病理临床区别。
3. 了解肿瘤的病因和发病机制。

二、练习题

(一)名词解释

1. 肿瘤
2. 异型性
3. 原位癌
4. 癌前病变
5. 癌
6. 肉瘤
7. 转移
8. 转移瘤

(二)填空题

1. 肿瘤的组织成分可分为_____和_____两部分。
2. 肿瘤的异型性包括_____和_____。
3. _____常为恶性肿瘤的重要特征。
4. 具有_____和_____的能力是恶性肿瘤最重要的特点。
5. 肿瘤的生长方式有_____、_____、_____三种。
6. 深部组织的良性肿瘤常呈_____生长,恶性肿瘤常呈_____生长。
7. 肿瘤扩散的方式有_____和_____两种。
8. 肿瘤的转移途径有_____转移、_____转移和_____转移。
9. 恶性肿瘤是根据其_____、_____及_____的多少确定恶性程度的级别。
10. 不是由原发肿瘤或转移灶所在部位直接引起的,而是通过间接途径引起的临床表现称为_____。

(三)选择题

A 型题

1. 下述哪一项不符合肿瘤性增生的特点

A. 增生过程中需致癌因素持续存在　　B. 生长旺盛，与整个机体不协调

C. 细胞分化成熟能力下降　　D. 细胞分裂能力加强

E. 通常形成局部肿块

2. 原位癌是指

　　A. 上皮全层被癌细胞占据，但基底膜完整，无间质浸润的癌

　　B. 发生于表皮或黏膜的原发癌

　　C. 有明显癌变危险的良性病变

　　D. 未发生转移的癌

　　E. 上皮细胞内有异型细胞

3. 下述哪一项不符合癌的特征

　　A. 上皮组织发生的恶性肿瘤　　B. 以浸润性生长为主

　　C. 癌细胞可排列成巢状　　D. 实质与间质分界清楚

　　E. 以血道转移为主

4. 下列哪项不是恶性肿瘤

　　A. 白血病　　B. 神经鞘瘤

　　C. 霍奇金淋巴瘤　　D. 肾母细胞瘤

　　E. 精原细胞瘤

5. 肿瘤恶性程度的高低取决于

　　A. 肿瘤体积的大小　　B. 肿瘤的发生部位

　　C. 肿瘤的生长方式　　D. 肿瘤细胞的分化程度

　　E. 肿瘤的质地

6. 组织学区分癌与肉瘤的主要依据

　　A. 病理性核分裂象的多少　　B. 细胞异型性的大小

　　C. 组织来源的不同　　D. 间质血管的多少

　　E. 细胞膜是否清楚

7. 肿瘤异型性是指

　　A. 肿瘤组织在细胞形态和组织结构上与其起源正常组织的差异

　　B. 肿瘤组织在细胞形态上与其起源正常组织的差异

　　C. 肿瘤组织在组织结构上与其起源正常组织的差异

　　D. 肿瘤细胞在排列方式上与其起源正常组织的差异

　　E. 肿瘤细胞与间质比例的差异

8. 下列哪项不属于癌前病变

　　A. 慢性萎缩性胃炎　　B. 十二指肠溃疡

　　C. 经久不愈的皮肤慢性溃疡　　D. 黏膜白斑

　　E. 结肠多发性息肉

9. 下述哪一项不符合鳞状细胞癌的描述

　　A. 只发生在身体原有鳞状上皮覆盖的部位　　B. 癌巢与间质分界清楚

　　C. 癌巢内可见角化珠　　D. 癌巢内可见细胞间桥

　　E. 分原位癌和浸润癌两大类

10. 下列哪项呈浸润性生长

　　A. 皮下脂肪瘤　　B. 卵巢皮样囊肿

　　C. 皮肤乳头状瘤　　　　　　　　　D. 乳腺纤维腺瘤

　　E. 肝海绵状血管瘤

11. 下述哪一项与肿瘤的命名无关

　　A. 肿瘤的发生部位　　　　　　　　B. 肿瘤的形态学特点

　　C. 肿瘤的组织来源　　　　　　　　D. 肿瘤的良恶性

　　E. 肿瘤的生长速度

12. 关于恶性肿瘤细胞核的异型性,下列哪项是错误的

　　A. 核固缩、核碎裂、核溶解　　　　　B. 核、浆比例失调

　　C. 核的形状不规则　　　　　　　　D. 核仁肥大

　　E. 核分裂象增多,可有病理性核分裂象

13. 最常发生淋巴道转移的肿瘤是

　　A. 横纹肌肉瘤　　　　　　　　　　B. 骨肉瘤

　　C. 甲状腺瘤　　　　　　　　　　　D. 鳞状细胞癌

　　E. 恶性淋巴瘤

14. 由来自三个胚层的各种组织混杂在一起构成的肿瘤,称为

　　A. 多形性腺瘤　　　　　　　　　　B. 癌肉瘤

　　C. 中胚叶混合瘤　　　　　　　　　D. 畸胎瘤

　　E. 错构瘤

15. 下列哪一种肿瘤来源于上皮组织

　　A. 血管瘤　　　　　　　　　　　　B. 纤维肉瘤

　　C. 脂肪瘤　　　　　　　　　　　　D. 乳头状瘤

　　E. 非霍奇金淋巴瘤

X 型题

16. 肿瘤增生表现为

　　A. 细胞生长旺盛　　　　　　　　　B. 可侵犯周围组织

　　C. 生长与整个机体不协调　　　　　D. 形成肿块

　　E. 不同程度分化

17. 在叙述肿瘤概念时,错误的说法是

　　A. 肿瘤是细胞的异常增生　　　　　B. 肿瘤均由癌前期病变转变而来

　　C. 癌变即正常和异常增生的过渡　　D. 肿瘤均经原位癌阶段

　　E. 恶性肿瘤的发生多与细胞不典型增生密切有关

18. 肿瘤细胞的形态特征有

　　A. 异型性增生　　　　　　　　　　B. 不典型性增生

　　C. 染色质深染　　　　　　　　　　D. 不对称核分裂

　　E. 细胞大小一致

19. 恶性肿瘤与良性肿瘤的不同点包括

　　A. 细胞分化差　　　　　　　　　　B. 有大量激素分泌

　　C. 浸润性生长为主　　　　　　　　D. 生长快

　　E. 发生转移

20. 恶性肿瘤细胞的异常核分裂有

　　A. "菊花"形　　　　　　　　　　　B. "不对称"

C. "多极"   D. "三级"

E. "顿挫型"

21. 属于良性肿瘤者为

    A. 畸胎瘤   B. 黑色素瘤

    C. 血管瘤   D. 精原细胞瘤

    E. 白血病

22. 属于良性肿瘤者为

    A. 黑痣   B. 血管瘤

    C. 淋巴瘤   D. 纤维瘤

    E. 畸胎

23. 属于恶性肿瘤者为

    A. 黑色素瘤   B. 神经母细胞瘤

    C. 畸胎瘤   D. 白血病

    E. 精原细胞瘤

24. 癌不发生于

    A. 子宫内膜   B. 淋巴造血组织

    C. 声带   D. 骨组织

    E. 骨骼肌

25. 分化好的腺癌的组织病理学特征

    A. 病理性核分裂象多   B. 分泌黏液多

    C. 细胞异型性明显   D. 腺管排列整齐

    E. 易见印戒细胞

26. 高分化鳞形细胞癌的光镜下的特征是

    A. 角化珠多见   B. 真皮层未累及

    C. 细胞间桥存在   D. 核/质比例大致正常

    E. 核分裂象多见

27. 癌的特征包括

    A. 上皮来源   B. 细胞排列成巢

    C. 质地较坚硬   D. 多经淋巴管转移

    E. 预后最差

28. 肉瘤的特征包括

    A. 间叶组织来源   B. 富于分散排列的瘤细胞

    C. 多经血道转移   D. 预后较癌者为好

    E. 多经淋巴管转移

29. 肿瘤间质的意义在于

    A. 对肿瘤起支持、营养作用   B. 与肿瘤分级有关

    C. 与肿瘤的坚硬度有关   D. 可体现肿瘤对人体的免疫特性

    E. 影响肿瘤的浸润

30. 与肿瘤转移有关的因素包括

    A. 肿瘤细胞本身特性   B. 宿主免疫状态

    C. 被转移脏器的结构功能   D. 肿瘤间质成分

　　E. 宿主营养状态

31. 肿瘤血道转移最常累及的脏器是

    A. 脑   B. 肺

    C. 肾   D. 肝

    E. 脾

32. 肝、肺等脏器血道转移的转移瘤与原发瘤在肉眼观察上不同在于

    A. 肿瘤较大   B. 肿瘤多发性

    C. 多呈球形结节   D. 多为单个

    E. 中央表面可见"脐凹"

33. 淋巴结有肿瘤转移,可表现为

    A. 疼痛明显   B. 肿大

    C. 质硬   D. 切面灰白色

    E. 固定不活动

34. Krukenbrg 瘤的特征应描述为

    A. 卵巢转移性腺癌   B. 种植性转移瘤

    C. 原发肿瘤多为胃肠腺癌   D. 多见黏液腺癌

    E. 卵巢原有内分泌障碍

35. 肿瘤的分期决定于

    A. 肿瘤结节多少   B. 肿瘤生长范围

    C. 肿瘤播散情况   D. 肿瘤细胞核分裂象

    E. 病人营养情况

36. 关于癌前病变的概念,正确的理解是

    A. 不是癌   B. 早期癌

    C. 有癌变倾向的病变   D. 不一定变癌

    E. 一定变癌

37. 属于癌前病变的是

    A. 慢性乙型肝炎   B. 十二指肠慢性溃疡

    C. 慢性萎缩性胃炎   D. 皮肤慢性溃疡

    E. 黏膜白斑

38. 肿瘤病理诊断的意义在于明确肿瘤的

    A. 组织来源   B. 分期

    C. 良、恶性   D. 生长范围

    E. 分级

39. 肿瘤对宿主的影响,恶性与良性的不同点在于

    A. 压迫组织   B. 阻塞管腔

    C. 激素分泌过多   D. 浸润转移

    E. 晚期可有恶病质

40. 可经脱落细胞学检查方法对肿瘤进行病理诊断的部位是

    A. 支气管   B. 食管

    C. 宫颈   D. 脑

    E. 膀胱

41. 腺瘤的好发部位是
    A. 皮脂腺   B. 甲状腺
    C. 肝   D. 乳腺
    E. 结肠

42. 鳞癌的好发部位是
    A. 食管   B. 胃
    C. 子宫颈   D. 皮肤
    E. 胰腺

43. 提示病原体与人类肿瘤发生可能有关的是
    A. EBV 与鼻咽癌   B. HBV、HCV 与肝细胞癌
    C. HPV 与子宫颈癌   D. HP 与胃癌
    E. HTLV-1 与 T 淋巴细胞性白血病或淋巴瘤

44. 当前与人类肿瘤发生较为现实和重要的化学致癌物质包括
    A. 二甲基氨偶氮苯   B. 亚硝胺
    C. 乙萘胺   D. 氯乙烯
    E. 黄曲霉毒素

45. 与肿瘤发生有关的宿主内在因素较为明显者包括
    A. 遗传   B. 内分泌激素
    C. 年龄   D. 免疫状态
    E. 营养

（四）问答题

1. 试述肿瘤性增生和非肿瘤性增生的区别。
2. 简述较良性肿瘤与恶性肿瘤的区别。
3. 简述癌与肉瘤的区别。
4. 举例说明肿瘤生长方式有几种？
5. 肿瘤的扩散途径有几种？
6. 恶性肿瘤的异型性表现在哪些方面？其中最重要的是哪一方面？
7. 简述高分化鳞癌的镜下特点。

三、参考答案

（一）名词解释

1. 肿瘤：是机体在各种致瘤因素的作用下，局部组织的细胞发生基因突变或基因表达失控，导致异常增生和分化而形成的新生物，这种新生物常表现为局部肿块。

2. 异型性：肿瘤组织无论在细胞形态和组织结构上，都与其发源的正常组织有不同程度的差异，这种差异称为异型性。

3. 原位癌：是指局限于上皮层内的癌，癌组织没有突破基底膜向下浸润。

4. 癌前病变：是指某些具有癌变潜在可能的良性病变，如长期存在有可能转变为癌。

5. 癌：来源于上皮组织的恶性肿瘤，统称为癌。

6. 肉瘤：从间叶组织（包括纤维结缔组织、脂肪、肌肉、脉管、骨、软骨组织等）发生的恶性肿瘤，统称为肉瘤。

7. 转移：恶性肿瘤细胞从原发部位侵入淋巴管、血管或体腔被带到他处而继续生长，形成

与原发瘤同样类型的肿瘤的过程称为转移。

8. 转移瘤：恶性肿瘤细胞从原发部位侵入淋巴管、血管或体腔被带到他处而继续生长,形成与原发瘤同样类型的肿瘤的过程称为转移,通过转移所形成的肿瘤,称为转移瘤。

（二）填空题

1. 实质　间质

2. 细胞形态　组织结构

3. 胞核的多形性

4. 局部浸润　远处转移

5. 膨胀性生长　浸润性生长　外生性生长

6. 膨胀性生长　浸润性生长

7. 直接蔓延　转移

8. 淋巴道　血道　种植性

9. 分化程度的高低　异型性的大小　核分裂象

10. 副肿瘤综合征

（三）选择题

A 型题

1. B　2. A　3. E　4. B　5. D　6. C　7. A　8. B　9. A　10. E　11. E　12. A　13. D　14. D　15. D

X 型题

16. ABCDE　17. BCD　18. ACD　19. ACDE　20. ABCDE　21. AC　22. BDE　23. ABDE　24. BDE　25. BDE　26. ACD　27. ABCD　28. ABC　29. ACDE　30. ABCDE　31. BD　32. BCE　33. BCDE　34. ABCD　35. BC　36. ACD　37. ABCDE　38. ACDE　39. DE　40. ABCE　41. BDE　42. ACD　43. ABCDE　44. ABCDE　45. ABCDE

（四）问答题

1. 试述肿瘤性增生和非肿瘤性增生的区别。

区别列表如下：

	肿瘤性增生	非肿瘤性增生
细胞亲缘	单克隆性	多克隆性
分化程度	不同程度失去分化成熟能力	分化成熟
与机体协调性	相对自主,与机体不协调	具有自限性,与机体协调
病因去除	继续生长	停止生长
对机体影响	有害	大多有利

2. 简述较良性肿瘤与恶性肿瘤的区别。

区别列表如下：

	良性肿瘤	恶性肿瘤
分化程度	分化好,异型性小	分化差,异型性大
核分裂象	少见或无,无病理性核分裂象	多,可见病理性核分裂象
生长速度	缓慢	较快

	良性肿瘤	恶性肿瘤
生长方式	膨胀性和外生性生长	浸润性和外生性生长
继发改变	很少发生出血、坏死	常发生出血、坏死
转移	无转移	常有转移
复发	很少复发	较易复发
对机体的影响	较小,主要为局部压迫或阻塞	较大,除局部压迫或阻塞外,常破坏局部组织;坏死、出血、合并感染;恶病质

3. 简述癌与肉瘤的区别。

区别列表如下:

	癌	肉瘤
组织来源	上皮组织	间叶组织
发病率	较高,约为肉瘤的 9 倍,多见于 40 岁以上成人	较低,多见于青少年
大体特点	灰白、质硬、干燥	暗红、湿润、细腻、柔软,切面呈鱼肉状
组织学特点	多形成癌巢,实质与间质分界清楚,纤维组织常有增生	肉瘤细胞弥漫分布,实质与间质分界不清,间质内血管丰富,纤维组织少
网状纤维	多见于癌巢周围,癌细胞间无网状纤维	肉瘤细胞间有网状纤维
免疫组化	角蛋白常阳性	波形蛋白常阳性
转移方式	多经淋巴道转移	多经血道转移

4. 举例说明肿瘤生长方式有几种?

肿瘤生长方式有:①外生性生长,如皮肤的乳头状瘤、结肠的息肉状腺瘤;②膨胀性生长,如子宫肌壁间平滑肌瘤、皮下脂肪瘤;③浸润性生长,如肺癌、脂肪肉瘤。

5. 肿瘤的扩散途径有几种?

肿瘤的扩散途径包括直接蔓延、淋巴道转移、血道转移和种植性转移四种。

6. 恶性肿瘤的异型性表现在哪些方面?其中最重要的是哪一方面?

(1)肿瘤组织结构异型性,表现为细胞数量增多、层数增加、排列紊乱、极向消失。

(2)细胞形态的异型性,表现为:①细胞形态多形性,即细胞大小、形态不一致;②核的多形性,主要表现为大小、形态、染色不一致;核大、核质比接近 1∶1,可见巨核、双核、多核、畸形核;染色深、核膜厚;核仁肥大,数目增多;核分裂象多见,并见病理性核分裂象;③胞质方面,由于胞质内核蛋白体增多,常嗜碱性。

其中最重要的一方面是核的多形性。

7. 简述高分化鳞癌的镜下特点。

癌细胞聚集形成癌巢,实质和间质分界清楚。癌巢的最外层癌细胞排列较整齐,相当于鳞状上皮基底层的细胞;其内为相当于棘细胞层的细胞,细胞间还可见到细胞间桥;在癌巢的中央有层状的角化物,称为角化珠或癌珠。

(陈振文)

一、学习要点

1. 掌握大叶性肺炎、小叶性肺炎、间质性肺炎的概念、病因、病理变化、临床病理联系。
2. 熟悉慢性阻塞性肺疾病、肺源性心脏病的病因、病理变化及临床病理联系。
3. 了解硅肺、肺癌、鼻咽癌、喉癌的病因、临床病理联系。

二、练习题

（一）名词解释

1. 大叶性肺炎
2. 小叶性肺炎或支气管肺炎
3. 间质性肺炎
4. 支气管扩张症
5. 红色肝样变期
6. 灰色肝样变期
7. 肺肉质变
8. 慢性支气管炎
9. 肺气肿
10. 肺源性心脏病
11. 硅肺
12. 硅结节
13. 早期肺癌

（二）填空题

1. 大叶性肺炎的病理变化分为以下四期_____、_____、_____、_____。
2. 小叶性肺炎最常见的并发症有_____、_____、_____、_____。
3. 慢性支气管炎的临床表现主要是：_____、_____、_____。
4. 晚期肺癌的肉眼类型有_____、_____、_____。

（三）选择题

A 型题

1. 引起支气管扩张症的最重要的病变基础是

    A. 支气管相关淋巴组织显著增生   B. 支气管壁因炎症遭到破坏

    C. 肺不张和肺实变   D. 肺纤维化

E. 先天性支气管发育畸形

2. 慢性支气管炎最常见并发症是
    A. 肺炎
    B. 肺脓肿
    C. 支气管扩张症和肺源性心脏病
    D. 肺气肿和肺源性心脏病
    E. 肺结核和肺源性心脏病

3. 病人骤起畏寒、高热、胸痛、咳嗽、咳铁锈色痰时,最有可能是
    A. 肺癌
    B. 支气管扩张症
    C. 肺源性心脏病
    D. 大叶性肺炎
    E. 肺结核

4. 慢性支气管炎黏膜上皮容易发生的化生是
    A. 黏液上皮化生
    B. 移行上皮化生
    C. 鳞状上皮化生
    D. 杯状上皮化生
    E. 肠上皮化生

5. 慢性阻塞性肺气肿的发生主要是由于
    A. 支气管壁腺体肥大、增生,黏膜上皮内杯状细胞增多
    B. 急、慢性细支气管炎及细支气管周围炎
    C. 支气管壁因炎症而遭破坏
    D. 慢性阻塞性细支气管炎
    E. 肺组织高度纤维化

6. 慢性支气管炎病人咳痰的病变基础是
    A. 支气管壁充血、水肿和以淋巴细胞为主的慢性炎细胞浸润
    B. 支气管壁腺体肥大、增生,浆液腺的黏液化
    C. 软骨萎缩、钙化或骨化
    D. 支气管黏膜上皮细胞变性、坏死
    E. 支气管壁瘢痕形成

7. 下列病变除了哪项外均是肺源性心脏病的病变
    A. 肺小气道慢性炎
    B. 肺小动脉、无肌性细动脉肌化
    C. 左心室肥厚、心腔扩张
    D. 右心室肥厚、心腔扩张
    E. 心肌纤维肥大

8. 下列哪项疾病不出现肺透明膜
    A. 腺病毒肺炎
    B. 大叶性肺炎
    C. 新生儿呼吸窘迫综合征
    D. 流感病毒肺炎
    E. 成人呼吸窘迫综合征

9. 病毒性肺炎的主要诊断依据是
    A. 淋巴细胞、单核细胞浸润
    B. 间质性肺炎
    C. 透明膜形成
    D. 肺泡性肺炎
    E. 上皮细胞内的病毒包涵体

10. 支气管扩张症引起肺源性心脏病的原因主要是
    A. 支气管腺体肥大、增生,黏膜上皮杯状细胞增多
    B. 急、慢性细支气管炎及细支气管周围炎

C. 支气管壁因炎症而遭破坏

D. 慢性阻塞性细支气管炎

E. 肺组织高度纤维化

11. 下列哪一项不符合腺泡中央型肺气肿

A. 慢性细支气管炎是本型发生的主要原因

B. 病变累及肺腺泡的各个部位

C. 与 α_1 抗胰蛋白酶缺乏症无关

D. 肺腺泡中央区的呼吸细支气管呈囊状扩张

E. 肺泡管、肺泡囊变化并不明显

12. 硅尘微粒可引起以下哪种病变

A. 肺间质纤维化　　　　　　　　　B. 大叶性肺炎

C. 间质性肺炎　　　　　　　　　　D. 过敏性肺泡炎

E. 干酪性肺炎

13. 关于小叶性肺炎的叙述,下列哪项是不正确的

A. 严重者形成融合性支气管肺炎　　B. 细支气管和肺泡的化脓性炎

C. 两肺散在病灶,以上肺多见　　　　D. 病灶周围肺组织充血

E. 可并发肺脓肿及脑脓肿

14. 关于大叶性肺炎的叙述,下列哪项是正确的

A. 病变多累及一个肺大叶　　　　　B. 常并发肺褐色硬化

C. 病变多见于左肺上叶　　　　　　D. 外周血白细胞降低

E. 可导致支气管扩张

15. 下列哪一项符合肺硅沉着病的特点

A. 二氧化硅尘粒越大,致病力越强

B. 早期病变出现在两肺中下叶近肺门处

C. 硅结节具有病理诊断意义

D. 肺硅沉着病空洞是合并结核病的结果

E. 常引起间皮瘤

16. 最常引起肺源性心脏病的是下列哪项

A. 肺结核病　　　　　　　　　　　B. 支气管扩张症

C. 慢性支气管炎　　　　　　　　　D. 支气管哮喘病

E. 原发性肺血管疾病

17. 下列叙述哪项不符合小叶性肺炎

A. 病变多局限于一个小叶　　　　　B. 属于化脓性炎

C. 可并发心力衰竭和呼吸衰竭　　　D. 常是某些疾病的并发症

E. 多发生于小儿和年老体弱者

18. 大叶性肺炎时不会发生

A. 肺肉质变　　　　　　　　　　　B. 肺褐色硬化

C. 肺脓肿、脓胸　　　　　　　　　D. 败血症

E. 感染性休克

19. 引起肺气肿的最重原因是

    A. 吸烟　　　　　　　　　　　　　　　　B. 空气污染

    C. 小气道感染　　　　　　　　　　　　　D. 慢性阻塞性细支气管炎

    E. 肺尘埃沉着病

20. 大叶性肺炎主要由下列哪种病原微生物感染引起

    A. 腺病毒　　　　　　　　　　　　　　　B. 肺炎支原体

    C. 大肠杆菌　　　　　　　　　　　　　　D. 肺炎杆菌

    E. 肺炎球菌

21. 病人，男性，62 岁，干咳、痰中带少许血丝 1 年多。病人自幼吸烟，每天 2~3 盒。体格检查：左胸廓饱满，左胸腔穿刺抽出血性胸腔积液 57.3ml。X 线示左下肺周边一 3cm×5cm 大小、边界毛糙的致密阴影。其诊断最可能的是

    A. 肺结核　　　　　　　　　　　　　　　B. 肺脓肿

    C. 支气管扩张症　　　　　　　　　　　　D. 周围型肺癌

    E. 肺动脉栓塞症

22. 病毒性肺炎常为

    A. 大叶性实变　　　　　　　　　　　　　B. 小叶性实变

    C. 肺间质性炎　　　　　　　　　　　　　D. 肺泡性炎

    E. 胸膜增厚

23. 确诊支原体肺炎的依据是

    A. 病人多为儿童、青年

    B. 起病急，多有发热、头痛、咽痛及剧烈干咳

    C. X 线检查肺部呈段性分布的纹理增加及网状阴影

    D. 病变呈间质性炎，肺泡腔内可无渗出物

    E. 痰液中培养出支原体

24. 病人，女性，60 岁，咳嗽、咳痰 10 多年。体格检查：可平卧，桶状胸，两肺少量湿啰音，剑突下可见收缩期搏动，三尖瓣区可听见收缩期杂音，肝脾不大，下肢无水肿。其诊断可能为

    A. 慢性支气管炎

    B. 慢性支气管炎、肺气肿

    C. 慢性支气管炎、肺气肿、肺源性心脏病代偿期

    D. 慢性支气管炎、肺源性心脏病、右心衰竭

    E. 慢性支气管炎、支气管扩张症

25. 鼻咽部最常见的恶性肿瘤是

    A. 高分化腺癌　　　　　　　　　　　　　B. 恶性淋巴瘤

    C. 恶性黑色素瘤　　　　　　　　　　　　D. 横纹肌肉瘤

    E. 低分化鳞状细胞癌

X 型题

26. 慢性支气管炎的常见病理变化有

    A. 支气管黏膜上皮内杯状细胞增生　　　　B. 管壁黏液腺增生、肥大

    C. 支气管软骨萎缩、纤维化　　　　　　　D. 周围肺泡中纤维蛋白渗出

    E. 管壁淋巴细胞浸润

27. 小叶性肺炎的常见并发症有
    A. 肺脓肿
    B. 脓胸
    C. 呼吸功能不全
    D. 脓血症
    E. 心功能不全

28. 慢性支气管炎的主要病理变化是
    A. 管壁纤维组织增生
    B. 管壁腺体增生、肥大，支气管黏膜上皮杯状细胞增多
    C. 支气管黏膜上皮变性、坏死
    D. 管壁软骨细胞增生
    E. 管壁大量中性粒细胞浸润

29. 慢性肺源性心脏病的心、肺病变有
    A. 弥漫性阻塞性肺气肿
    B. 无肌型细动脉透明变性
    C. 心肌纤维萎缩、横纹肌消失
    D. 主动脉瓣下 2cm 处心室肌壁厚
    E. 肺纤维化

30. 小叶性肺炎的病理变化可包括
    A. 肺泡腔内可有中性粒细胞浸润
    B. 病灶小但可累及两肺各叶
    C. 伴有脓肿形成
    D. 可有代偿性肺气肿
    E. 胸膜面有纤维蛋白性或脓性渗出

31. 慢性支气管炎的晚期病理变化有
    A. 支气管黏膜纤毛上皮破坏
    B. 肺气肿
    C. 黏膜萎缩、化生和腺体萎缩
    D. 管壁纤维组织增生
    E. 管壁平滑肌和弹力纤维破坏

32. 肺源性心脏病的心血管病变的主要形态学特点包括
    A. 右心室肥大
    B. 左心室肥大
    C. 肺脏体积增大
    D. 肺动脉圆锥膨胀
    E. 心肌变性、坏死

33. 大叶性肺炎的病理变化有
    A. 肺组织大面积广泛实变
    B. 支气管常受累
    C. 常无肺泡壁的结构破坏
    D. 可合并纤维蛋白性胸膜炎
    E. 可合并中毒性休克

34. 支气管哮喘的病变包括
    A. 支气管腔内含有黏稠的黏液
    B. 支气管壁腺体肥大、增生
    C. 黏膜的基膜增厚及透明变性
    D. 支气管壁大量中性粒细胞及淋巴细胞浸润
    E. 支气管壁平滑肌肥大、增生

35. 下列哪些肺部疾病可引起慢性肺源性心脏病
    A. 大叶性肺炎的肺肉质变
    B. 慢性纤维空洞性肺结核
    C. 支气管扩张症
    D. 慢性支气管炎
    E. 硅沉着症

（四）问答题

1. 慢性支气管炎引起肺气肿的机制是什么？
2. 大叶性肺炎可有哪些临床表现？病理学基础是什么？
3. 简述大叶性肺炎与小叶性肺炎的区别。
4. 简述小叶性肺炎的病因、病变特点及并发症。
5. 支气管扩张症的发生原因及其机制是什么？
6. 肺心病的原因？试举例描述原发部位及心脏的病理变化。

三、参考答案

（一）名词解释

1. 大叶性肺炎：是一种以纤维素性炎为主要病变特征的肺急性炎症，病变累及肺段、整个大叶，有时可累及 2~3 个大叶。

2. 小叶性肺炎或支气管肺炎：以肺小叶为单位的急性渗出性炎症，其中绝大多数为化脓性炎症。小叶病变是以细支气管为中心向其周围时扩展，又称支气管肺炎。

3. 间质性肺炎：是指主要发生于肺泡壁及细支气管周围、小叶间隔等肺部间质的炎症。

4. 支气管扩张症：是指以肺内支气管的持久性扩张为特征的慢性疾病，扩张支气管常因分泌物潴留而继发化脓性炎症。

5. 红色肝样变期：大叶性肺炎第二期，因为肺泡腔内大量纤维素与渗出及出血，使肺质地变实，色暗红，如肝脏。

6. 灰色肝样变期：大叶性肺炎第三期，肺泡腔内大量纤维素及大量中性粒细胞渗出，使肺质地变实如肝，颜色灰白，故称之。

7. 肺肉质变：大叶性肺炎的并发症，如果渗出的白细胞过少，蛋白水解酶不足，渗出的纤维素不能完全溶解和吸收，则会导致机化，使局部肺组织呈现红褐色，质韧，似肌肉。

8. 慢性支气管炎：是呼吸道支气管黏膜及黏膜下层的以增生为主的慢性炎症性疾病。

9. 肺气肿：是指终末呼吸道（即肺腺泡）受损，管腔永久性膨大和含气量增多。

10. 肺源性心脏病：简称肺心病，是由慢性肺疾病、肺血管疾病及胸廓运动障碍性疾病引起肺循环阻力增加、肺动脉压力增高、右心室肥厚扩张为特征的心脏病。

11. 硅肺：是由于长期吸入硅石粉尘而引起的一种职业病。病变特点是在肺内形成硅结节及间质弥漫纤维化，旧称矽肺。

12. 硅结节：硅肺时所发生的病变，早期由吞噬了硅尘的巨噬细胞组成，又称为细胞性结节，以后逐渐纤维化并玻璃样变。镜下，典型的硅结节由呈同心圆排列的玻璃样变的胶原纤维构成。

13. 早期肺癌：临床及 X 线检查有阳性发现，但无淋巴结及其他脏器转移，病理上分为管内型、管壁浸润型及管壁周围型。

（二）填空题

1. 充血水肿期 红色肝样变 灰色肝样变期 溶解消散期
2. 呼吸衰竭 心力衰竭 肺脓肿 支气管扩张
3. 咳嗽 咳痰 喘息
4. 中央型 周围型 弥漫型

（三）选择题

A 型题

1. B　2. D　3. D　4. C　5. D　6. B　7. C　8. B　9. E　10. E　11. B　12. A 13. C　14. A　15. C　16. C　17. A　18. B　19. D　20. E　21. D　22. C　23. E　24. C 25. E

X 型题

26. ABCE　27. ABCDE　28. ABC　29. AE　30. ABCD　31. ABCDE　32. ADE 33. ACDE　34. ABCE　35. BCDE

（四）问答题

1. 慢性支气管炎引起肺气肿的机制是什么？

机制包括：①细支气管管腔不全阻塞：黏液栓和炎症破坏管壁结构，使管腔狭窄变形。②炎症造成细支气管支撑组织破坏，肺泡壁上的弹力纤维遭到破坏。

2. 大叶性肺炎可有哪些临床表现？病理学基础是什么？

大叶性肺炎的主要临床表现有高热、寒战、咳嗽、胸痛、咳铁锈色痰、呼吸困难及肺实变体征。高热和寒战主要是由于毒血症的发生。呼吸系统的炎症引起咳嗽。大叶性肺炎第二期，痰内有含铁血黄素，使痰呈铁锈色。炎症累及胸膜，胸膜表面纤维素渗出，产生胸痛，呼吸时加剧。呼吸困难主要发生在第二期，肺实变，但肺泡壁充血，肺泡不能进行有效的气血交换，产生气 - 血比例失调。大叶性肺炎第三期，虽然肺实变依旧，但肺泡壁不再充血，所以气 - 血比例失调改善，呼吸困难可减轻或消失。肺实变体征的产生是由于肺泡腔内大量渗出物充填，使肺泡腔变实。

3. 简述大叶性肺炎与小叶性肺炎的区别。

鉴别要点	大叶性肺炎	小叶性肺炎
病原菌	肺炎链球菌	多种细菌，常见毒力弱的肺炎球菌
发病年龄	青壮年	小儿、老人、体弱久病卧床者
病变性质	急性纤维素性炎	急性化脓性炎
炎症特点	病变可分为四期（充血水肿期、红色肝样变期、灰色肝样变期、溶解消散期）	以细支气管为中心的小叶性病变
病变范围	肺大叶或肺段，左肺下叶多见	散在分布，大小不一，两肺下叶背侧较重
痰	铁锈色（红色肝样变）	黏液脓性
X 线	局限均匀阴影	散在灶状阴影
结局与并发症	绝大多数痊愈，极少数可并发肺肉质变、肺脓肿、脓胸或脓气胸，纤维素性胸膜炎，败血症或脓毒败血症，感染性休克	多数痊愈，部分体弱者预后差，常并发呼吸衰竭、心力衰竭、肺脓肿、支气管扩张

4. 简述小叶性肺炎的病因、病变特点及并发症。

小叶性肺炎致病菌通常是毒力较低的细菌。在机体抵抗力降低时可致病，因此，小叶性肺炎发病常有诱因存在，常为其他疾病的并发症。小叶性肺炎病变特点为以细支气管为中心的化脓性炎，病灶范围为一个小叶，多发性，病灶可融合。小叶性肺炎并发症为肺脓肿和脓胸、支气管扩张症、呼吸功能不全、心功能不全。

5. 支气管扩张症的发生原因及其机制是什么？

（1）感染：管壁结构破坏，受胸腔负压作用而扩张。

（2）支气管阻塞：①不全阻塞，吸气时气体可以进入，而呼气时排气困难，使管腔内残气量增多，管腔内压力增高而扩张。②完全阻塞，所属肺泡内气体被吸收而萎缩，支气管管壁受到牵拉，管壁破坏，支气管扩张。

（3）支气管壁发育不全。

6. 肺心病的原因？试举例描述原发部位及心脏的病理变化。

肺心病的病因有三类：①肺部疾病，主要是慢性阻塞性肺疾病，如慢性支气管炎、支气管扩张症、肺气肿、尘肺等。②胸廓病变，如胸廓畸形、胸膜纤维化等。③肺血管疾病，如原发性肺动脉高压、肺血栓形成等。无论哪种疾病，引起肺心病共同的主要环节是慢性肺动脉高压。

以肺气肿为例：末梢肺组织含气增多，肺泡壁变薄甚至断裂，使肺血管床显著减少且缺氧，可以引起肺动脉痉挛以及肺血管的改变，最终形成肺动脉高压，进而导致右心肥大。病变包括：①肺部，无肌细动脉硬化，肺小动脉中膜肥厚，肺毛细血管床减少；②心脏，右心室肥大、扩张，肺动脉圆锥膨隆，肺动脉瓣下 2cm 处右心室壁厚可超过 0.5cm。右心室重量增加。

（徐义荣）

第十四章　呼吸功能不全

一、学习要点

1. 掌握呼吸功能不全、呼吸衰竭、ARDS 概念。
2. 熟悉呼吸衰竭病因、分类和机体的主要功能和代谢变化。
3. 了解呼吸衰竭的发病机制及防护原则。

二、练习题

（一）名词解释

1. 呼吸功能不全
2. 限制性通气不足
3. 阻塞性通气不足
4. ARDS
5. 无效腔样通气
6. 功能性分流（静脉血掺杂）
7. 肺性脑病

（二）填空题

1. 根据 $PaCO_2$ 是否升高,分为_____呼吸衰竭和_____呼吸衰竭。
2. 一定程度的 PaO_2 降低和 $PaCO_2$ 升高可兴奋心血管运动中枢,使心率_____、心收缩力_____、外周血管_____。
3. 呼吸肌麻痹引起的通气不足属于_____性通气不足。
4. 引起弥散面积减少的疾病常见的有_____、_____、_____。
5. 弥散障碍的原因主要有_____、_____。
6. 肺换气功能障碍包括_____、_____、_____。
7. 对无二氧化碳潴留的 Ⅰ 型呼吸衰竭病人可吸入较高浓度的氧,一般不超过_____,有二氧化碳潴留的 Ⅱ 型呼吸衰竭病人宜吸入浓度为_____左右的氧,使氧分压上升到_____左右即可。
8. 慢性阻塞性肺疾患病人表现为_____呼吸困难;若中央气道阻塞,阻塞部位位于胸外时表现为_____呼吸困难;阻塞部位位于胸内时表现为_____呼吸困难。

（三）选择题

A 型题

1. 呼吸衰竭发生的主要环节是

A. 外呼吸功能严重障碍　　　　　　　B. 血液不能携氧
C. 组织细胞不能利用氧的后果　　　　D. 内呼吸功能严重障碍
E. 内、外呼吸功能严重障碍的后果

2. 出现严重胸膜粘连病变时,病人主要发生
A. 阻塞性通气不足　　　　　　　　　B. 限制性通气不足
C. 功能性分流　　　　　　　　　　　D. 无效腔样通气
E. 弥散障碍

3. 关于弥散障碍的说法错误的是
A. 指由肺泡膜面积减少或肺泡膜异常增厚和弥散时间缩短引起的气体交换障碍
B. 肺实变、肺不张、肺叶切除等导致的肺泡膜面积减少可引起弥散障碍
C. 当肺泡透明膜形成时,因弥散距离增加使弥散速度减慢
D. 氧分压不变、二氧化碳分压升高
E. 血液和肺泡接触时间过于缩短可引起弥散障碍

4. 与限制性通气障碍无关的是
A. 过量麻醉药　　　　　　　　　　　B. 肺纤维化
C. 胸廓畸形　　　　　　　　　　　　D. 喉头水肿
E. 低钾血症

5. 影响气管阻力的最主要因素是
A. 气体的密度　　　　　　　　　　　B. 气流速度
C. 气流类型(层流、湍流)　　　　　　D. 气道内径
E. 气道长度和形态

6. 造成阻塞性通气不足的原因是
A. 呼吸肌活动障碍　　　　　　　　　B. 胸廓顺应性降低
C. 肺顺应性降低　　　　　　　　　　D. 气道阻力增加
E. 弥散障碍

7. 对有通气障碍致使血中二氧化碳潴留的病人,给氧最佳措施为
A. 间断性高浓度给氧　　　　　　　　B. 持续高浓度给氧
C. 开始时给纯氧　　　　　　　　　　D. 开始时给高压氧
E. 开始时持续给低浓度低流量氧

8. 产生胃溃疡、胃出血的基本机制,下列哪项不对
A. 胃黏膜屏障作用降低　　　　　　　B. 胃壁细胞碳酸酐酶活性减弱
C. 胃酸分泌增多　　　　　　　　　　D. 使胃壁血管收缩
E. 胃壁细胞碳酸酐酶活性增强

9. 某慢性阻塞性肺病人时感呼气时呼吸困难,主要机制是
A. 中央性气道阻塞　　　　　　　　　B. 弥散障碍
C. 功能性分流　　　　　　　　　　　D. 限制性通气不足
E. 小气道阻力增加

10. 某肺水肿病人仅在爬上 7 楼后开始产生低氧血症,主要是由于
A. 肺泡膜呼吸面积减少　　　　　　　B. 肺泡膜增厚
C. 功能分流　　　　　　　　　　　　D. 血液和肺泡接触时间过于缩短

E. 无效腔样通气增加

11. 与急性呼吸窘迫综合征无关的是

    A. 急性肺泡 - 毛细血管膜损伤   B. 进行性呼吸困难

    C. 可有肺水肿、透明膜形成、肺不张   D. 顽固性低氧血症

    E. 吸纯氧 15min 后 PaO_2 可改善

12. 某呼吸衰竭病人,昏迷不醒,发生肺性脑病,与主要机制无关的是

    A. CO_2 潴留可直接抑制中枢神经系统功能

    B. 缺氧使神经细胞内 ATP 生成减少

    C. CO_2 潴留引起脑血管扩张,毛细血管通透性增高,导致或加重脑水肿

    D. 缺氧和酸中毒,增加毛细血管通透性,导致脑间质水肿

    E. 神经细胞内酸中毒可使 γ- 氨基丁酸生成减少,导致中枢抑制

13. 某诊断为 Ⅱ 型呼吸衰竭的病人,造成其机体损害的主要发病环节是

    A. 低氧血症   B. 酸碱平衡紊乱

    C. 高碳酸血症   D. 血氯降低

    E. 低氧血症 + 高碳酸血症

X 型题

14. 呼吸衰竭的发生机制包括

    A. 限制性通气不足   B. 阻塞性通气不足

    C. 通气 / 血流比例失调   D. 弥散障碍

    E. 心功能下降

15. 与肺源性心脏病发病机制有关的是

    A. 肺泡缺氧和二氧化碳潴留所致血液 H^+ 浓度过高,可引起肺小动脉收缩

    B. 肺小动脉长期收缩和缺氧的直接作用是使肺血管壁增厚变硬、管腔变窄

    C. 长期缺氧引起的代偿性红细胞增多症

    D. 缺氧和酸中毒降低心肌舒缩功能

    E. 呼吸困难时心受压,影响心的舒缩功能

（四）问答题

1. 什么是呼吸功能不全? 试述产生机制?

2. 肺通气功能不足的发生机制有哪些?

3. 肺换气功能不足的发生机制有哪些?

4. 呼吸系统的变化有哪些?

5. 肺性脑病发病机制有哪些?

三、参考答案

（一）名词解释

1. 呼吸功能不全:指外呼吸功能严重障碍,导致 PaO_2 降低伴有或不伴有 $PaCO_2$ 增高的病理过程。诊断呼吸衰竭的主要血气标准是 PaO_2 低于 60mmHg,伴有或不伴有 $PaCO_2$ 高于 50mmHg。

2. 限制性通气不足:指吸气时肺泡的扩张受限引起的肺泡通气不足。

3. 阻塞性通气不足:指气道狭窄或阻塞使气道阻力增加所致的通气障碍。

4. ARDS：指由于化学性因素、物理性因素、生物性因素及全身性病理过程（如休克、败血症）等引起的急性肺泡 - 毛细血管膜损伤，病人通常发生Ⅰ型呼吸衰竭。

5. 无效腔样通气：肺动脉栓塞、肺动脉炎、肺血管收缩等，可使部分肺泡血流减少，V_A/Q 可显著大于正常，患部肺泡血流少而通气多，使肺泡内的气体未能与血液进行有效的气体交换，称为无效腔样通气。

6. 功能性分流（静脉血掺杂）：病变重的部分肺泡通气明显减少，而血流未相应减少，使 V_A/Q 显著降低，以致流经这部分肺泡的静脉血未经充分动脉化便掺入动脉血内，类似于动 - 静脉短路，称功能性分流，也叫静脉血掺杂。

7. 肺性脑病：CO_2 潴留使 $PaCO_2$ 超过 80mmHg 时，可引起头痛、头晕、烦躁不安、言语不清、扑翼样震颤、精神错乱、嗜睡、昏迷、抽搐和呼吸抑制等脑功能障碍，称肺性脑病。

（二）填空题

1. Ⅰ型 Ⅱ型

2. 加快 增强 收缩

3. 限制

4. 肺实变 肺不张 肺叶切除

5. 肺泡膜面积减少 肺泡膜厚度增加

6. 弥散障碍 肺泡通气与血流比例失调 解剖分流增加

7. 50% 30% 60mmHg

8. 呼气性 吸气性 呼气性

（三）选择题

A 型题

1. A 2. B 3. D 4. D 5. D 6. D 7. E 8. B 9. E 10. D 11. E 12. E 13. E

X 型题

14. ABCD 15. ABCDE

（四）问答题

1. 什么是呼吸功能不全？试述产生机制？

呼吸功能不全指外呼吸功能严重障碍，导致 PaO_2 降低伴有或不伴有 $PaCO_2$ 增高的病理过程。诊断呼吸衰竭的主要血气标准是 PaO_2 低于 60mmHg，伴有或不伴有 $PaCO_2$ 高于 50mmHg。发病机制：肺通气功能障碍和肺换气功能障碍。

2. 肺通气功能不足的发生机制有哪些？

限制性通气不足：①呼吸肌活动障碍；②胸廓的顺应性降低；③肺的顺应性降低；④胸腔积液和气胸。

阻塞性通气不足：指气道狭窄或阻塞所致的通气障碍。影响气道阻力最主要因素是气道内径。气管痉挛、管壁肿胀或纤维化，管腔被黏液、渗出物、异物等阻塞，肺组织弹性降低以致对气道管壁的牵引力减弱等，均可使气道内径变窄或不规则而增加气流阻力，从而引起阻塞性通气不足。

3. 肺换气功能不足的发生机制有哪些？

肺换气功能障碍包括弥散障碍、肺泡通气与血流比例失调以及解剖分流增加。弥散障碍：①肺泡膜面积减少；②肺泡膜厚度增加；③血液与肺泡的接触时间过短。肺泡通气与血流比例失调：①部分肺泡通气不足；②部分肺泡血流不足。

4. 呼吸系统的变化有哪些？

呼吸系统的变化：PaO_2 降低（$PaO_2 < 60mmHg$）作用于颈动脉体和主动脉体化学感受器，反射性增强呼吸运动，PaO_2 为 30mmHg 时肺通气量最大。缺氧对呼吸中枢有直接抑制作用，当 $PaO_2 < 30mmHg$ 时，呼吸中枢的抑制作用大于外周化学感受器的反射性兴奋作用，而导致呼吸抑制。$PaCO_2$ 升高主要作用于中枢化学感受器，使呼吸中枢兴奋，引起呼吸加深加快。当 $PaCO_2$ 超过 80mmHg 时，反而抑制呼吸中枢。在此情况下，氧疗只能吸入浓度为 30% 氧，以免缺氧完全纠正后出现呼吸抑制，加重高碳酸血症，使病情恶化。

中枢性呼吸衰竭的呼吸浅而慢，表现出潮式呼吸、间歇呼吸、抽泣样呼吸等呼吸节律紊乱。肺顺应性降低所致限制性通气障碍病人，呼吸运动变浅变快。阻塞性通气障碍时，如果阻塞在胸外段，表现为吸气性呼吸困难，阻塞在胸内段则表现为呼气性呼吸困难。

5. 肺性脑病发病机制有哪些？

（1）低氧血症：缺氧可导致神经细胞能量代谢障碍，ATP 生成减少，影响钠钾泵的功能，引起细胞内 Na^+ 及水增多，形成脑细胞水肿。缺氧使脑血管扩张。缺氧和酸中毒还能损伤血管内皮细胞，增加毛细血管通透性，导致脑间质水肿。脑充血、水肿使颅内压增高，压迫脑血管更加重缺氧，严重时可导致脑疝形成。

（2）高碳酸血症：CO_2 潴留可直接抑制中枢神经系统功能；CO_2 潴留引起脑血管扩张，毛细血管通透性增高，导致或加重脑水肿。神经细胞内酸中毒一方面可增加脑谷氨酸脱羧酶活性，使 γ- 氨基丁酸生成增多，导致中枢抑制；另一方面增强磷脂酶活性，使溶酶体水解酶释放，引起神经细胞和组织的损伤。

（张可丽）

第十五章　心血管系统疾病

一、学习要点

1. 掌握动脉粥样硬化、原发性高血压、风湿病、慢性心瓣膜病、感染性心内膜炎的概念、基本病变及病理临床联系。

2. 熟悉动脉粥样硬化、原发性高血压、风湿病的病因、发病机制,慢性心瓣膜病、感染性心内膜炎的分类及对机体的影响。

3. 了解心肌炎和心肌病的概念及分类。

二、练习题

(一)名词解释

1. 动脉粥样硬化

2. 动脉瘤

3. 冠心病

4. 心肌梗死

5. 原发性高血压

6. 风湿病

7. 阿少夫小体

8. 心瓣膜病

(二)填空题

1. 动脉粥样硬化好发于_____和_____,基本病变特点是_____。

2. 动脉粥样硬化的病变过程可分为_____、_____、_____和_____四期。

3. 粥样斑块形成后可发生_____、_____、_____、_____和_____等复合病变。

4. 风湿病是一种与_____感染有关的变态反应性疾病。

5. 风湿性心内膜炎最常累及的瓣膜是_____,其次是_____。

6. 风湿病的病变可分为_____、_____和_____三期。风湿病增生期的特点是形成具有诊断意义的_____。

7. 风湿病时皮肤病变表现为_____和_____。

8. 我国成人高血压是收缩压_____或/和舒张压_____。

9. 良性高血压的发展过程可分为_____、_____和_____三期。

10. 良性高血压发展到晚期可死于_____、_____和_____,其中最严重而常见的死因是_____。

（三）选择题

A 型题

1. 主动脉粥样硬化病变最为严重的部位是
   - A. 胸主动脉
   - B. 降主动脉
   - C. 主动脉弓
   - D. 腹主动脉
   - E. 升主动脉

2. 下列因素中,哪项与动脉粥样硬化的发生关系最密切
   - A. 高脂血症
   - B. 吸烟
   - C. 遗传因素
   - D. 病毒感染
   - E. 高血压

3. 动脉粥样硬化的最危险的并发症是
   - A. 钙化
   - B. 斑块内出血
   - C. 粥瘤性溃疡
   - D. 斑块破裂
   - E. 动脉瘤形成

4. 引起冠状动脉性心脏病最常见的原因是
   - A. 冠状动脉畸形
   - B. 冠状动脉痉挛
   - C. 风湿性冠状动脉炎
   - D. 冠状动脉梅毒
   - E. 冠状动脉粥样硬化

5. 心肌梗死最常发生的部位为
   - A. 室间隔后 1/3
   - B. 左心室前壁
   - C. 右心室前壁
   - D. 左心室后壁
   - E. 左心室侧壁

6. 原发性高血压最常受损的血管是
   - A. 全身细、小静脉
   - B. 全身大、中动脉
   - C. 全身中、小动脉
   - D. 全身细、小动脉
   - E. 全身中、小静脉

7. 良性高血压晚期可引起
   - A. 颗粒性固缩肾
   - B. 肾贫血性梗死
   - C. 肾动脉狭窄
   - D. 肾盂积水
   - E. 瘢痕性固缩肾

8. 原发性高血压心脏失代偿期的特征为
   - A. 左心室肉柱及乳头肌增粗
   - B. 心脏增大,左心室缩小
   - C. 左心室扩张
   - D. 左心室向心性肥大
   - E. 以上都不是

9. 原发性高血压脑出血最常见的部位是
   - A. 蛛网膜下腔
   - B. 侧脑室
   - C. 豆状核和丘脑
   - D. 内囊和基底核
   - E. 大脑皮质

10. 动脉瘤是指
    - A. 动脉血管破裂形成的血肿
    - B. 血管壁的局限性异常扩张

C. 动脉内血栓形成并机化   D. 动脉发生的恶性瘤

E. 发生于动脉的良性瘤

11. 风湿病病变最严重的部位是

     A. 小脑   B. 皮肤

     C. 血管   D. 关节

     E. 心脏

12. 关于风湿病的发病机制的学说,目前公认的是

     A. 细菌毒素学说   B. 链球菌感染学说

     C. 自身免疫学说   D. 变态反应学说

     E. 以上都不是

13. 风湿病在病理诊断上最有意义的病变为

     A. 心肌纤维变性、坏死   B. 心包脏层纤维蛋白性渗出

     C. 结缔组织内阿少夫小体形成   D. 结缔组织基质黏液变性

     E. 炎细胞浸润

14. 急性感染性心内膜炎具有以下特点,除外

     A. 多发生于有病变的心脏

     B. 主要累及二尖瓣或主动脉瓣

     C. 常是脓血症的并发症之一

     D. 瓣膜表面常形成巨大、松脆的含菌赘生物

     E. 可致瓣膜糜烂,穿孔或破裂

15. 急性感染性心内膜炎的瓣膜赘生物的成分不包括

     A. 大量肉芽组织   B. 大量坏死组织

     C. 大量细菌   D. 大量血小板及纤维蛋白

     E. 大量中性粒细胞

X 型题

16. 镜下观察,动脉粥样硬化的粥样斑块可见

     A. 泡沫细胞   B. 淋巴细胞

     C. 胆固醇结晶   D. 较多中性粒细胞

     E. 无定形坏死物

17. 良性高血压时可出现以下病变

     A. 原发性颗粒性肾固缩   B. 脑软化、出血

     C. 视网膜出血   D. 细动脉壁广泛性纤维蛋白样坏死

     E. 左心室肥大

18. 阿少夫小体的形态特点包括

     A. 主要由阿少夫细胞构成   B. 中央常见干酪样坏死

     C. 多呈梭形   D. 最后演变为瘢痕

     E. 伴有淋巴细胞、巨噬细胞浸润

19. 亚急性细菌性心内膜炎的结局和并发症包括

     A. 动脉性栓塞最常见于脑,其次是肾、脾

     B. 赘生物内病原菌侵入血液,引起败血症

    C. 栓塞皮肤血管可致 Osler 结节出现

    D. 动脉性栓塞常引起多发性迁徙性脓肿

    E. 可引起弥漫性肾小球肾炎

20. 病毒性心肌炎的特点是

    A. 心肌间质内炎细胞浸润

    B. 常累及心瓣膜

    C. 病毒可直接损伤心肌细胞

    D. 晚期有明显的间质纤维化,伴心肌肥大及心腔扩张

    E. 心肌细胞变性、坏死

（四）问答题

1. 何谓原发性高血压？其各型病变特点是什么？

2. 动脉粥样硬化病变的发展过程分哪几个阶段？简单描述其病变。

三、参考答案

（一）名词解释

1. 动脉粥样硬化:与血脂异常及血管壁成分改变有关,主要累及弹力型及弹力肌型动脉,导致内膜下脂质沉积及灶性纤维性增厚,深部成分坏死、崩解,形成粥样物,从而使动脉管壁变硬。

2. 动脉瘤:是指由于动脉内弹力板的分离、断裂以及中膜萎缩,在血管内压力的作用下,使动脉局限性向外膨出。

3. 冠心病:是指因冠状动脉狭窄、供血不足导致的心肌缺血性心脏病,又称缺血性心脏病。

4. 心肌梗死:是指冠状动脉供血不足导致的心肌急性、持续性缺血缺氧而引起的心肌坏死。

5. 原发性高血压:是一种原因未明的、以体循环动脉血压持续升高为主要表现的独立性全身性疾病。

6. 风湿病:是一种与 A 组乙型溶血性链球菌感染有关的变态反应性疾病,病变主要侵犯全身结缔组织,最常累及心脏和关节,以阿少夫小体形成为特征,临床表现多样。

7. 阿少夫小体:又称风湿性肉芽肿,略呈梭形,中心部为纤维素样坏死,周围出现成堆的风湿细胞,外周有少量成纤维细胞、淋巴细胞和单核细胞浸润。

8. 心瓣膜病:是指心瓣膜因受各种致病因素作用损伤后或因先天性发育异常所造成的器质性病变,表现为瓣膜口狭窄或 / 和关闭不全,最后导致心功能不全,引起全身血液循环障碍,为常见的慢性心脏病之一。

（二）填空题

1. 大动脉　中动脉　动脉内膜粥样斑块形成

2. 脂纹脂斑　纤维斑块　粥样斑块　复合性病变

3. 斑块内出血　斑块破裂　附壁血栓形成　钙化　动脉瘤形成　血管腔狭窄

4. A 组乙型溶血性链球菌

5. 二尖瓣　二尖瓣和主动脉瓣联合受累

6. 变质渗出期　增生期　纤维化期　风湿小体（阿少夫小体）

7. 环形红斑 皮下结节

8. ≥ 140mmHg ≥ 90mmHg

9. 动脉功能障碍期 动脉病变期 内脏病变期

10. 脑出血 心力衰竭 肾功能衰竭 脑出血

（三）选择题

A 型题

1. D 2. A 3. E 4. E 5. B 6. D 7. A 8. C 9. D 10. B 11. E 12. D 13. C 14. A 15. A

X 型题

16. ABCE 17. ABCE 18. ACDE 19. ABC 20. ACDE

（四）问答题

1. 何谓原发性高血压？其各型病变特点是什么？

原发性高血压是原因未明的，以体循环动脉血压升高（收缩压 ≥ 140mmHg 或 / 和舒张压 ≥ 90mmHg）为主要表现的独立性全身性疾病，以全身细动脉硬化为基本病变，常引起心、脑、肾及眼底病变并有相应的临床表现。

各型病变特点：

（1）缓进型高血压的病变特点：①功能紊乱期的基本改变为全身细、小动脉痉挛；②动脉系统病变期的病变为细动脉、肌型小动脉硬化，弹力肌型及弹力型动脉可伴发粥样硬化病变；③内脏病变期的病变包括：心脏的病变，代偿期左心室壁向心性肥大，失代偿期左心室壁离心性肥大；肾脏的病变，原发性颗粒性固缩肾；脑的病变，脑水肿、高血压脑病、脑软化、脑出血；视网膜的病变，视网膜中央动脉硬化。

（2）急进型高血压的病变特点：增生性小动脉硬化和坏死性细动脉炎。

2. 动脉粥样硬化病变的发展过程分哪几个阶段？简单描述其病变。

（1）脂纹脂斑期：是早期病变，随着动脉内膜脂质沉积的增多，迁移至动脉内膜的单核细胞和动脉壁增生的平滑肌细胞吞噬脂质后形成大量泡沫细胞，肉眼形成淡黄色条纹或斑点状。

（2）纤维斑块期：肉眼见突出于内膜表面的灰白色斑块。随着斑块表层的胶原纤维不断增加和玻璃样变，脂质被埋于深层，表面呈珠白色。

（3）粥样斑块期：随着病变的发展，纤维斑块深层组织因营养不良而发生坏死、崩解，与脂质混合成粥样物质。

（石娅莉）

第十六章 心功能不全

一、学习目标

1. 掌握心力衰竭、心功能不全、高输出量性心力衰竭等概念,心力衰竭的分级和心力衰竭发生的主要机制。
2. 熟悉心力衰竭的常见原因和诱因,心力衰竭时机体的功能、代谢变化。
3. 了解心力衰竭的常见分类及心力衰竭时临床护理要点。

二、练习题

(一)名词解释

1. 心力衰竭
2. 心功能不全
3. 充血性心力衰竭
4. 左心衰竭
5. 右心衰竭
6. 高输出量性心力衰竭
7. 兴奋-收缩偶联
8. 心室顺应性
9. 呼吸困难
10. 劳力性呼吸困难
11. 端坐呼吸

(二)填空题

1. 心力衰竭的病因包括_____、_____、_____和_____。
2. _____和_____都可导致原发性心肌舒缩功能障碍。
3. 心脏负荷过度分为_____和_____。
4. 心力衰竭的诱因包括_____、_____、_____以及其他。
5. 按发病部位心力衰竭可分为_____、_____和_____。
6. 高输出量性心力衰竭发生在有_____状态的病人身上。
7. 纽约心脏协会(NYHA)提出按病人胜任体力活动的能力结合临床表现将心功能分为四级,其中心功能 Ⅱ~Ⅳ 级为_____。
8. 心力衰竭发生的基本机制包括_____、_____和_____。
9. 绝大多数心力衰竭的发生都是由于_____导致,其发生机制可由_____、_____以及_____分别或共同引起。

10. 失代偿性心功能不全或心力衰竭时，_____相对或绝对减少。

11. 慢性心力衰竭时，代偿发生_____系统和_____系统兴奋。

12. 左心衰竭病人呼吸困难的表现形式有_____、_____和_____。

13. 心性水肿的发生机制包括_____、长期_____分泌和_____分泌增多导致钠水潴留等。

（三）选择题

A 型题

1. 下列哪项可引起原发性心肌舒缩功能障碍
   - A. 冠心病
   - B. 二尖瓣关闭不全
   - C. 肺动脉高压
   - D. 心包积液
   - E. 主动脉瓣狭窄

2. 下列哪项可以引起心脏前负荷过度
   - A. 冠心病
   - B. 动静脉瘘
   - C. 休克
   - D. 心肌病
   - E. 肺动脉高压

3. 维生素 B_1 缺乏和严重贫血可同时导致原发性心肌代谢障碍和
   - A. 动脉粥样硬化
   - B. 心脏后负荷过度
   - C. 严重的心律失常
   - D. 心脏前负荷过度
   - E. 心脏舒张受限

4. 下列哪项不会导致心脏舒张受限
   - A. 限制性心肌病
   - B. 房室瓣狭窄
   - C. 心包积液
   - D. 甲亢
   - E. 缩窄性心包炎

5. 心力衰竭发生的病因不包括
   - A. 原发性心肌舒缩功能障碍
   - B. 心脏负荷过度
   - C. 气候剧烈变化
   - D. 心脏的舒张受限
   - E. 严重的心律失常

6. 下列哪项可以是心力衰竭发病的病因，也可以是诱因
   - A. 气候剧烈变化
   - B. 心律失常
   - C. 体力劳动
   - D. 发热
   - E. 分娩

7. 最常见的心力衰竭类型是
   - A. 右心衰竭
   - B. 高输出量性心力衰竭
   - C. 舒张性心力衰竭
   - D. 左心衰竭
   - E. 全心衰竭

8. 下列哪项不会使病人的血流出现高动力循环状态
   - A. 心肌梗死
   - B. 维生素 B_1 缺乏
   - C. 严重贫血
   - D. 甲亢
   - E. 妊娠

9. 下列哪项是决定心输出量的最重要的一个因素
    A. 容量负荷   B. 压力负荷
    C. 心率   D. 心肌的收缩性
    E. 射血分数

10. 心肌的收缩性绝对或相对减弱的发生机制不包括
    A. 心肌能量代谢障碍   B. 心肌收缩成分减少
    C. 心肌收缩协调性被破坏   D. 心室顺应性降低
    E. 心肌兴奋 - 收缩偶联障碍

11. 心室舒张功能障碍的发病机制与下列哪个因素无关
    A. Ca^{2+} 复位延缓   B. 心室顺应性降低
    C. 心室舒张势能减少   D. 心肌兴奋 - 收缩偶联障碍
    E. 肌球 - 肌动蛋白复合体解离障碍

12. 心肌直接供能物质最多来自于
    A. 游离脂肪酸   B. 葡萄糖
    C. 丙酮酸   D. 酮体
    E. 乳酸

13. 心肌能量储存在哪里
    A. GTP   B. ATP
    C. 磷酸激酶   D. 磷酸肌酸
    E. 肌酸

14. 心肌的兴奋 - 收缩偶联障碍主要由心肌细胞的哪一离子转运异常导致
    A. 钙   B. 钠
    C. 钾   D. 镁
    E. 氯

15. 心肌细胞内 Ca^{2+} 浓度必须达到多少 mol/L 才能足够多地与肌钙蛋白结合实现心肌兴奋与收缩偶联
    A. 10^{-9} B. 10^{-8}
    C. 10^{-5} D. 10^{-6}
    E. 10^{-7}

16. 约百分之多少的心力衰竭属于舒张性心力衰竭
    A. 40~60   B. 20~40
    C. 60~80   D. 10~20
    E. 70~80

17. 心肌舒张时,胞浆的 Ca^{2+} 浓度很快从多少降至多少才能使肌钙蛋白恢复原来的构象
    A. 10^{-5}mol/L 降至 10^{-7}mol/L   B. 10^{-4}mol/L 降至 10^{-6}mol/L
    C. 10^{-2}mol/L 降至 10^{-5}mol/L   D. 10^{-1}mol/L 降至 10^{-4}mol/L
    E. 10^{-3}mol/L 降至 10^{-6}mol/L

18. 心肌舒张的关键在于
    A. 心室顺应性   B. 冠状动脉灌流
    C. Ca^{2+} 复位   D. 肌球和肌钙蛋白解离

E. 肌球 - 肌动蛋白的横桥解离

19. 下列哪项不会直接引起心室顺应性下降

    A. 心室壁增厚   B. 心脏前负荷增加

    C. 心肌纤维化   D. 心肌炎

    E. 心肌间质增生

20. 正常成人的心输出量为多少 L/min

    A. 4.5~5.5   B. 3.5~4.5

    C. 3.5~5.5   D. ＞5.5

    E. 2.5~3.5

21. 下列哪项不是左心衰竭的特征表现

    A. 呼吸困难   B. 缺氧

    C. 肺毛细血管内压增高   D. 发绀

    E. 颈静脉怒张

22. 左心衰竭病人的肺毛细血管内压力增高至多少 mmHg 可出现肺水肿

    A. 15   B. 15~20

    C. 22~27   D. 10~15

    E. ≥30

23. 下列哪项不属于急性肺水肿的临床表现

    A. 发绀   B. 咳粉红色泡沫样痰

    C. 肝脾肿大   D. 端坐呼吸

    E. 气促

24. 哪种成分和 Ca^{2+} 在细胞膜上和肌钙蛋白上的相互竞争常会抑制心肌的收缩功能

    A. H^+ B. Na^+

    C. Mg^{2+} D. K^+

    E. CO_2

25. 使用哪种药物可以阻止心肌改建,长期使用还能使改建心肌逆转趋于正常,明显改善病人的症状,延长病人寿命,提高长期生存率

    A. 钙拮抗剂   B. 利尿剂

    C. 钙增敏剂   D. 强心苷

    E. 血管紧张素转换酶抑制剂、β 受体阻滞剂等

26. 下列哪项不属于心衰病人的注意事项

    A. 使用洋地黄药物时谨防中毒

    B. 使用利尿剂时严密观察水、电解质平衡紊乱

    C. 每日应规律饮水 1 300ml 以上

    D. 使用血管紧张素转换酶抑制剂时注意咳嗽等副作用

    E. 使用 β 受体阻滞剂时一定要由小剂量开始逐渐加至目标剂量

X 型题

27. 充血性心力衰竭在慢性病程中常会出现下列哪些情况

    A. 血容量增多   B. 组织间液增多

    C. 细胞内液增多   D. 体循环系统淤血

E. 肺循环系统淤血

28. 心力衰竭的病因包括
   A. 心肌结构受损　　　　　　　　B. 心脏负荷过度
   C. 心脏的舒张受限　　　　　　　D. 妊娠和分娩
   E. 气候剧烈变化

29. 哪些情况可以导致病人出现高输出量性心力衰竭
   A. 妊娠　　　　　　　　　　　　B. 心肌梗死
   C. 严重贫血　　　　　　　　　　D. 甲亢
   E. 维生素 B_1 缺乏

30. 病人在心功能不全早期发生代偿反应,下列哪些选项属于心脏本身的代偿反应
   A. 心室重构
   B. 心肌收缩性增强
   C. 心脏紧张源性扩张
   D. 肾素 - 血管紧张素 - 醛固酮系统兴奋性增高
   E. 交感 - 肾上腺髓质系统兴奋性

31. 左心衰竭可以出现
   A. 劳力性呼吸困难　　　　　　　B. 夜间阵发性呼吸困难
   C. 心源性肝硬化　　　　　　　　D. 端坐呼吸
   E. 颈静脉怒张

32. 使用哪些药物可以阻止心肌改建,长期使用还能使改建心肌逆转趋于正常,明显改善病人的症状、延长病人寿命,提高长期生存率
   A. 强心苷　　　　　　　　　　　B. 血管紧张素转换酶抑制剂
   C. 速尿　　　　　　　　　　　　D. 血管紧张素 II 受体阻断剂
   E. β 受体阻滞剂

33. 哪些情况可导致心室舒张功能障碍
   A. Ca^{2+} 复位延缓　　　　　　B. 肌球 - 肌动蛋白复合体解离障碍
   C. 胞外 Ca^{2+} 内流障碍　　　　D. 心室舒张势能减少
   E. 心室顺应性降低

34. 心力衰竭包括
   A. NYHA I 级　　　　　　　　　B. NYHA II 级
   C. NYHA III 级　　　　　　　　D. NYHA IV 级
   E. NYHA V 级

35. 心室前负荷过度可在哪些情况下发生
   A. 主动脉瓣关闭不全　　　　　　B. 主动脉瓣狭窄
   C. 肺动脉瓣狭窄　　　　　　　　D. 肺栓塞
   E. 甲亢

（四）简答题

1. 左心衰竭呼吸困难的发病机制是什么?
2. 夜间阵发性呼吸困难的发生机制是什么?
3. 简述感染和发热诱发心力衰竭的机制。

4. 心功能不全早期机体可发生哪些代偿反应？

5. 维生素 B_1 缺乏为什么能够导致心力衰竭？

三、参考答案

（一）名词解释

1. 心力衰竭：在各种致病因子作用下，心脏的收缩或/和舒张功能障碍，使心输出量绝对或相对减少，以致不能满足机体组织细胞的代谢所需而产生的全身性病理过程，称为心力衰竭。

2. 心功能不全：同心力衰竭，但范围比心力衰竭广，包括心泵功能从代偿阶段发展到失代偿阶段的全过程。在代偿阶段，机体无明显症状，须通过心功能专项检查才能发现；在失代偿阶段，病人有明显的临床症状和体征，称为心力衰竭。

3. 充血性心力衰竭：心力衰竭在慢性病程中常会出现血容量和组织间液增多、体循环或/和肺循环静脉系统淤血，称为充血性心力衰竭。

4. 左心衰竭：病人因左心输出量下降，血液淤滞在肺循环中，病人出现呼吸困难、缺氧发绀、咳粉红色泡沫痰等症状。

5. 右心衰竭：病人因右心室输出量下降，血液淤滞在体循环静脉系统中，病人有颈静脉怒张、肝肿大、下肢水肿和腹水等症状。

6. 高输出量性心力衰竭：病人处于高动力循环状态，心脏负荷增大和心肌能量代谢障碍，心功能失代偿，此时其心输出量比心力衰竭发生之前的高水平要低，但是仍能高于或接近正常人的心输出量水平。

7. 兴奋-收缩偶联：心肌的兴奋通过电活动引起 Ca^{2+} 进入心肌细胞内引发粗细肌丝的滑动从而出现心肌的机械收缩，这个称为心肌的兴奋-收缩偶联。

8. 心室顺应性：指心室在单位压力变化下所引起的容积改变（dV/dP）。

9. 呼吸困难：病人主观感觉呼吸费力或"喘不过气"。

10. 劳力性呼吸困难：心力衰竭病人在体力活动时出现呼吸困难，休息后消失，称为劳力性呼吸困难，属于左心衰竭呼吸困难最早期的典型表现。

11. 端坐呼吸：心力衰竭病人在静息时已有呼吸困难，平卧更是加重，因此无法躺平，只能被迫采取坐位或半卧位，称为端坐呼吸。

（二）填空题

1. 原发性心肌舒缩功能障碍　心脏负荷过度　心脏的舒张受限　严重的心律失常

2. 心肌结构受损　心肌代谢障碍

3. 前负荷过度　后负荷过度

4. 感染及发热　心律失常　妊娠和分娩

5. 左心衰竭　右心衰竭　全心衰竭

6. 高动力循环

7. 心力衰竭

8. 心肌收缩性减弱　心室舒张功能异常　心室各部分舒缩活动不协调

9. 心肌的收缩性绝对或相对减弱　心肌能量代谢障碍　心肌收缩成分减少和收缩协调性被破坏　心肌兴奋-收缩偶联障碍

10. 心输出量

11. 交感 - 肾上腺髓质　肾素 - 血管紧张素 - 醛固酮

12. 劳力性呼吸困难　夜间阵发性呼吸困难　端坐呼吸

13. 毛细血管静水压增高　醛固酮　抗利尿激素

（三）选择题

A 型题

1. A　2. B　3. D　4. D　5. C　6. B　7. D　8. A　9. D　10. D　11. D　12. A　13. D　14. A　15. C　16. B　17. A　18. E　19. B　20. C　21. E　22. E　23. C　24. A　25. E　26. C

X 型题

27. ABDE　28. ABC　29. ACDE　30. ABC　31. ABD　32. BDE　33. ABDE　34. BCD　35. AE

（四）简答题

1. 左心衰竭呼吸困难的发病机制是什么？

左心衰竭时,左心室舒张末压力增高,可导致肺静脉系统出现肺静脉内压力增高;左心衰心输出量减少,血液淤滞在左心室、左心房和肺静脉系统,最后发生肺淤血、肺水肿,病人出现呼吸困难。其机制有:①肺淤血、水肿时,肺泡表面活性物质被稀释且有合成障碍,导致肺泡顺应性降低,肺扩张受限,病人感到吸气费力;②肺淤血、水肿时,支气管黏膜有水肿且小气道分泌物增多,所以整体的气道阻力增大;③肺淤血、水肿可以刺激肺泡毛细血管旁J感受器,神经冲动经迷走神经传入中枢,引起反射性浅快呼吸,病人感觉呼吸困难;④肺淤血、水肿时,肺泡通气减少、气体弥散障碍以及肺内通气血流比例失调,出现缺氧（PaO_2 下降）、酸中毒（H^+ 增加）,这两个因素可以刺激化学感受器,使呼吸中枢兴奋,病人自觉呼吸困难。

2. 夜间阵发性呼吸困难的发生机制是什么？

呼吸困难表现为病人夜间入睡后突感胸闷憋气而惊醒,并坐起咳嗽、喘息,若此时伴有哮鸣音则称为心源性哮喘,稍后有所缓解。其发生机制是:病人平卧位时下半身静脉回流增加,加重肺淤血;平卧位膈肌上移,肺活量减小,缺氧加重;入睡后迷走神经张力增高,导致小支气管收缩,气道阻力增大,增加呼吸困难;入睡后中枢对各种冲动传入的敏感性降低,待入睡一段时间后,因上述原因肺淤血较入睡前加重,动脉血氧分压不断下降,直至对呼吸中枢的刺激比较强烈,病人才感到呼吸困难而惊醒坐起。夜间阵发性呼吸困难是左心衰竭造成肺淤血的典型表现。

3. 简述感染和发热诱发心力衰竭的机制。

感染时机体有发热,交感兴奋,代谢活动和心率均增加,心脏负荷加重,心肌耗氧量增加,加重心肌的能量代谢障碍;心率增加还可以使心脏的舒张期缩短,冠脉灌流减少致心肌血供减少,心室充盈不足致心输出量下降。细菌内毒素能够直接损伤心肌,加重心输出量下降;呼吸道感染时可引起缺氧,加重心肌缺氧,并且因缺氧刺激肺动脉收缩,导致肺循环阻力增加,加重右心后负荷。

4. 心功能不全早期机体可发生哪些代偿反应？

心功能不全早期时,病人发生代偿反应,如神经 - 体液调节机制激活（交感 - 肾上腺髓质系统兴奋性增高、肾素 - 血管紧张素 - 醛固酮系统兴奋性增高及其他体液活性物质代偿变化）和心脏本身的代偿反应（心率加快、心脏紧张源性扩张、心肌收缩性增强和心室重构）等,可以在短期内维持血压和重要器官血流灌注。

5. 维生素 B₁ 缺乏为什么能够导致心力衰竭?

（1）维生素 B₁ 缺乏的病人处于高动力循环状态,即病人的血容量扩大,血流速度加快,静脉回流增加,心脏过度充盈,心输出量增加,就有了心脏负荷增大和心肌能量代谢障碍的后果。一旦失代偿,就会发生心力衰竭,此时其心输出量比心力衰竭发生之前的高水平要降低,但是仍能高于或接近正常人的心输出量水平。

（2）维生素 B₁ 缺乏可引起心力衰竭,也在于维生素 B₁ 可转化为辅酶参与丙酮酸氧化脱羧转变为乙酰辅酶 A,所以维生素 B₁ 缺乏可导致心肌细胞有氧氧化障碍,ATP 生成不足,心肌能量代谢障碍。

（李 夏）

第十七章 消化系统疾病

一、学习要点

1. 掌握慢性萎缩性胃炎、溃疡病、门脉性肝硬化的病理变化及主要临床表现,假小叶的概念。

2. 熟悉门脉性肝硬化的病因及发病机制,食管癌、胃癌、大肠癌、肝癌的类型、病理变化及扩散方式。

3. 了解慢性浅表性胃炎、慢性肥厚性胃炎的病理变化,溃疡病的病因及发病机制。

二、练习题

(一)名词解释

1. 消化性溃疡
2. 肝硬化
3. 假小叶
4. 早期胃癌
5. 原发性肝癌
6. 早期肝癌
7. 革囊胃

(二)填空题

1. 溃疡病的并发症有_____、_____、_____、_____。
2. 肝硬化镜下病变特点是形成_____。
3. 我国门脉性肝硬化的最常见病因是_____,国外肝硬化的常见病因是_____。
4. 门脉高压症常见的临床表现有_____、_____、_____、_____。
5. 溃疡病镜下观察病变由内向外分为_____、_____、_____、_____四层。
6. 门脉高压症主要的侧支循环途径为_____、_____、_____。
7. 食管癌的好发部位是_____,胃癌的好发部位是_____,大肠癌的好发部位是_____。
8. 食管癌肉眼可分为_____、_____、_____、_____四种类型。
9. 早期胃癌是指癌组织_____。
10. 进展期胃癌肉眼类型分为_____、_____、_____。
11. 大肠癌的肉眼类型一般分为_____、_____、_____、_____四种类型。
12. 原发性肝癌的肉眼类型有_____、_____、_____,组织学类型有_____、

137

_____、_____。

13. 胃溃疡多位于_____,十二指肠溃疡多发生在_____。

（三）选择题

A 型题

1. 下列哪项不是胃溃疡的并发症
    A. 穿孔　　　　　　　　　　　　B. 癌变
    C. 出血　　　　　　　　　　　　D. 反复发作
    E. 幽门狭窄

2. 胃溃疡病最常见的部位是
    A. 胃小弯近幽门处　　　　　　　B. 胃大弯近幽门处
    C. 胃体部　　　　　　　　　　　D. 胃小弯
    E. 胃大弯

3. 十二指肠溃疡主要表现为
    A. 后壁之溃疡易穿孔　　　　　　B. 溃疡大小多为 1cm 以上
    C. 前壁之溃疡易出血　　　　　　D. 溃疡位置多在十二指肠降部
    E. 以上都不是

4. 慢性萎缩性胃炎好发于
    A. 胃小弯　　　　　　　　　　　B. 胃窦部
    C. 胃大弯　　　　　　　　　　　D. 胃贲门部
    E. 胃底部

5. 下列病变中癌变可能性较大的是
    A. 十二指肠溃疡　　　　　　　　B. 慢性萎缩性胃炎
    C. 浅表性胃炎　　　　　　　　　D. 肥厚性胃炎
    E. 疣状胃炎

6. 我国门脉性肝硬化的常见原因是
    A. 酒精中毒　　　　　　　　　　B. 营养缺乏
    C. 有机磷中毒　　　　　　　　　D. 病毒性肝炎
    E. 药物中毒

7. 胃溃疡病的肉眼病变特点应除外
    A. 溃疡通常只有一个　　　　　　B. 圆形成椭圆形
    C. 直径一般大于 2.5cm　　　　　D. 深达肌层或浆膜层
    E. 溃疡边缘整齐,底部干净、光滑

8. 复合性溃疡是指
    A. 胃癌有溃疡形成　　　　　　　B. 胃溃疡合并穿孔、出血
    C. 胃溃疡合并幽门梗阻　　　　　D. 胃溃疡合并慢性胃炎
    E. 胃及十二指肠同时有慢性溃疡

9. 下列病变除哪项外均为假小叶的特点
    A. 可有 2 个以上中央静脉　　　　B. 中央静脉缺如
    C. 肝细胞广泛坏死　　　　　　　D. 出现汇管区
    E. 肝细胞排列紊乱,有不同程度的坏死或脂肪变性

10. 关于肝硬化的临床病理特点,下列哪项是错误的
    A. 腹水   B. 胃肠道出血
    C. 蜘蛛痣   D. 男性女性化
    E. 引起肝硬化的原因被消除后,肝脏的正常结构可以恢复

11. 下列哪项不是肝功能不全的临床表现
    A. 黄疸   B. 肝性脑病
    C. 血小板减少明显   D. 蜘蛛状血管痣
    E. 出血倾向

12. 下列哪项不是胆汁性肝硬化的病变特点
    A. 肝脏呈绿色   B. 肝细胞显著脂肪变性
    C. 有胆汁湖形成   D. 含有胆汁的肝细胞呈羽毛状坏死
    E. 肝汇管区可有急性或慢性炎细胞浸润

13. 下列哪项不属于门脉高压症的表现
    A. 脾大   B. 肝肿大
    C. 腹水   D. 胃肠淤血
    E. 食管静脉曲张

14. 肝硬化侧支形成,可造成严重的上消化道出血是指
    A. 脐周静脉丛曲张   B. 痔静脉丛曲张
    C. 食管上段静脉丛曲张   D. 食管下段静脉丛曲张
    E. 以上均不是

15. 下列哪型肝炎最易演变为坏死后性肝硬化
    A. 急性普通型肝炎   B. 急性重型肝炎
    C. 亚急性重型肝炎   D. 慢性持续性肝炎
    E. 慢性活动性肝炎

16. 肝硬化时蜘蛛痣发生的主要原因是
    A. 低蛋白血症   B. 血管内压增高
    C. 雌激素增多   D. 门脉压增高,侧支循环形成
    E. 肝功能不全,凝血机制障碍

17. 按发病率递减的顺序,食管癌最常见的部位依次是
    A. 食管中段、下段、上段   B. 食管上段、下段、中段
    C. 食管下段、中段、上段   D. 食管中段、上段、下段
    E. 分布相等

18. 与食管癌发生无关的因素是
    A. 霉变食物   B. 食物中含亚硝胺
    C. 反流性食管炎   D. 食管痉挛
    E. 食用过热饮食

19. 除下列哪项外均为中晚期食管癌的肉眼类型
    A. 溃疡型   B. 平坦型
    C. 髓质型   D. 蕈伞型
    E. 缩窄型

20. 胃肠道癌血行转移最常见于
    A. 肝脏   B. 肺脏
    C. 肾脏   D. 脑
    E. 骨

21. 胃癌的最主要转移途径是
    A. 消化道内转移   B. 腹腔内种植
    C. 淋巴道转移   D. 血道转移
    E. 直接蔓延

22. 革囊胃是指
    A. 胃黏液腺癌   B. 胃癌弥漫浸润型
    C. 胃癌伴扩张   D. 胃溃疡伴瘢痕形成
    E. 范围较大的溃疡型胃癌

23. 胃癌主要起源于
    A. 胃主细胞   B. 胃腺颈部的干细胞
    C. 胃壁细胞   D. 贲门腺细胞
    E. 幽门腺上皮细胞

24. 直肠癌最常见的症状是
    A. 贫血   B. 体重减轻
    C. 大便习惯改变   D. 肠梗阻
    E. 黏液血便

25. 肝癌最常见的转移方式是
    A. 门静脉转移   B. 淋巴道转移
    C. 种植性转移   D. 肝静脉转移
    E. 脾静脉转移

26. 原发性肝癌最常见的组织学类型是
    A. 肝细胞癌   B. 胆管上皮癌
    C. 混合性肝癌   D. 未分化癌
    E. 类癌

27. 原发性肝癌是指
    A. 肝细胞发生的癌   B. 肝细胞和胆管上皮发生的癌
    C. 胆管上皮发生的癌   D. 来自枯否细胞的恶性肿瘤
    E. 肝细胞和肝内胆管上皮发生的癌

28. 早期胃癌的诊断标准是
    A. 癌肿大小不超过 2cm   B. 局部淋巴结无转移
    C. 癌肿浸润深达肌层   D. 癌肿浸润未超过浆膜层
    E. 瘤组织浸润仅限于黏膜层或黏膜下层

29. 目前认为与肝癌发生关系较为密切的原因有
    A. 乙型病毒性肝炎   B. 肝硬化
    C. 黄曲霉毒素   D. 亚硝胺
    E. 以上都是

30. 肝硬化引起脾肿大的原因是
    - A. 慢性脾淤血
    - B. 脾功能亢进
    - C. 纤维组织增生
    - D. 淋巴组织增生
    - E. 含铁结节形成

X 型题

31. 大肠癌常见的临床表现可有
    - A. 大便习惯改变
    - B. 便血
    - C. 右下腹肿块
    - D. 低位性肠梗阻
    - E. 贫血

32. 十二指肠溃疡一般比胃溃疡
    - A. 浅
    - B. 小
    - C. 易癌变
    - D. 易穿孔
    - E. 少见

33. 慢性萎缩性胃炎的病理变化可见
    - A. 胃黏膜变薄,皱襞变平
    - B. 黏膜有明显的纤维组织增生
    - C. 胃黏膜腺体减少、消失
    - D. 肠上皮化生
    - E. 淋巴细胞、浆细胞等炎细胞浸润,甚至有淋巴滤泡形成

34. 溃疡病的发生可能与下列哪些因素有关
    - A. 遗传因素
    - B. 胃酸分泌亢进
    - C. 自主神经功能紊乱
    - D. 幽门螺杆菌感染
    - E. 胃泌素分泌减少

35. 消化性溃疡常发生在
    - A. 十二指肠球部
    - B. 十二指肠升部
    - C. 胃幽门管小弯侧
    - D. 胃贲门部
    - E. 胃底部

36. 肉眼观察胃溃疡的主要病理特点是
    - A. 溃疡边缘一般整齐,底部平坦干净
    - B. 溃疡多为圆形或椭圆形,常为 2~3 个,直径不超过 4cm
    - C. 溃疡切面可以呈倾斜的漏斗状
    - D. 溃疡附近黏膜皱襞增粗,以溃疡为中心呈放射状排列
    - E. 溃疡底部肌层往往被肉芽和瘢痕组织所取代

37. 消化性溃疡的合并症有
    - A. 穿孔
    - B. 出血
    - C. 幽门梗阻
    - D. 癌变
    - E. 消化不良

38. 引起坏死后性肝硬化的常见原因有
    - A. 急性重型肝炎
    - B. 亚急性重型肝炎
    - C. 慢性活动性肝炎
    - D. 化学物质中毒
    - E. 急性普通型肝炎

39. 门脉性肝硬化的原因

A. 营养缺乏　　　　　　　　　　B. 病毒性肝炎

C. 药物中毒　　　　　　　　　　D. 慢性乙醇中毒

E. 以上均是

40. 门静脉高压时侧支循环的吻合支曲张可有

A. 食管下静脉丛　　　　　　　　B. 脐周静脉网

C. 阴部静脉丛　　　　　　　　　D. 脊椎静脉丛

E. 直肠静脉丛

41. 肝硬化时,假小叶具有的特点有

A. 假小叶内肝细胞索排列正常　　B. 假小叶内可见到汇管区

C. 假小叶外周有多少不等的炎细胞浸润　　D. 假小叶内可无中央静脉

E. 假小叶内中央静脉偏位或有两个以上的中央静脉

42. 门脉高压症的临床表现有

A. 脾肿大　　　　　　　　　　　B. 黄疸

C. 肝肿大　　　　　　　　　　　D. 腹水

E. 胃肠淤血

43. 肝硬化时对雌激素灭活减少,可出现

A. 蜘蛛痣　　　　　　　　　　　B. 男性乳腺发育症

C. 睾丸萎缩　　　　　　　　　　D. 月经过多

E. 鼻出血

(四)问答题

1. 简述胃溃疡的镜下结构。

2. 简述肝硬化腹水形成的机制。

3. 简述胃癌的扩散途径及常见的组织类型。

4. 简述大肠癌的肉眼形态。

三、参考答案

(一)名词解释

1. 消化性溃疡:溃疡病是以胃、十二指肠黏膜形成慢性溃疡为特征的一种常见病,因其发生与胃液的自我消化作用有关,故又称消化性溃疡。

2. 肝硬化:是各种慢性肝病长期发展导致肝细胞的变性、坏死,继发肝细胞结节状再生和纤维组织增生,这三种改变反复交替进行,使得肝小叶结构和血液循环被重新改建,肝变形、变硬。

3. 假小叶:正常肝小叶结构被破坏,由广泛增生的纤维组织将肝小叶分割包绕成大小不等、圆形或椭圆形的肝细胞团,即假小叶,是肝硬化的特征性病变。

4. 早期胃癌:指癌组织仅限于黏膜层及黏膜下层,无论癌肿面积大小及是否有胃周围淋巴结转移。

5. 原发性肝癌:是由肝细胞或肝内胆管上皮细胞发生的恶性肿瘤,简称肝癌。

6. 早期肝癌:指单个癌结节直径在3cm以下或两个癌结节合计最大直径在3cm以下的原发性肝癌,又称小肝癌。

7. 革囊胃:浸润型胃癌的癌组织向胃壁内局限性或弥漫性浸润生长,胃壁增厚变硬、胃腔缩小,黏膜皱襞消失,似皮革袋状,故有"革囊胃"之称。

（二）填空题

1. 出血 穿孔 幽门梗阻 癌变

2. 假小叶

3. 病毒性肝炎 慢性酒精中毒

4. 脾大 胃肠淤血水肿 腹水 侧支循环形成

5. 炎性渗出层 坏死组织层 肉芽组织层 瘢痕组织层

6. 食管下段静脉丛曲张 直肠静脉丛（痔静脉）曲张 脐周及腹壁静脉曲张

7. 食管中段 胃窦小弯侧 直肠

8. 髓质型 蕈伞型 溃疡型 缩窄型

9. 仅限于黏膜层及黏膜下层

10. 息肉型或蕈伞型 溃疡型 浸润型

11. 隆起型 溃疡型 浸润型 胶样型

12. 巨块型 结节型 弥漫型 肝细胞肝癌 胆管上皮癌 混合性肝癌

13. 胃小弯近幽门处 十二指肠球部

（三）选择题

A 型题

1. B 2. A 3. A 4. B 5. B 6. D 7. C 8. E 9. C 10. E 11. C 12. B 13. B 14. D 15. C 16. C 17. A 18. D 19. B 20. A 21. C 22. B 23. B 24. C 25. A 26. A 27. E 28. E 29. E 30. A

X 型题

31. ABCDE 32. ABD 33. ACDE 34. ABCD 35. AC 36. ACDE 37. ABCD 38. BD 39. ABCDE 40. ABE 41. BCDE 42. ADE 43. ABCD

（四）问答题

1. 简述胃溃疡的镜下结构。

胃溃疡底部由胃腔表面向胃壁深层分为四层结构：炎性渗出层、坏死组织层、肉芽组织层、瘢痕组织层。

2. 简述肝硬化腹水形成的机制。

肝硬化腹水形成的机制：①门静脉高压引起肠及肠系膜毛细血管内压升高和淤血缺氧，导致毛细血管通透性增加；②肝细胞受损，合成白蛋白减少，加之消化不良，致蛋白质摄入障碍，引起低蛋白血症，使血浆胶体渗透压降低；③肝功能受损，肝对醛固酮和抗利尿激素等灭活作用减弱，血醛固酮和抗利尿素水平升高致钠、水潴留。

3. 简述胃癌的扩散途径及常见的组织类型。

胃癌的扩散途径有直接蔓延、淋巴道转移、血道转移、种植性转移。胃癌常见的组织类型主要为腺癌，常见类型有乳头状腺癌、管状腺癌、黏液腺癌、印戒细胞癌和未分化癌等，少见类型有鳞癌、腺鳞癌、壁细胞癌及神经内分泌癌等。

4. 简述大肠癌的肉眼形态。

大肠癌的肉眼形态有隆起型、溃疡型、浸润型、胶样型。

（吴义春）

第十八章　肝性脑病

一、学习要点

掌握肝性脑病的概念及发病机制；熟悉肝性脑病的诱因；了解肝性脑病的原因、分类。

二、练习题

（一）名词解释

1. 肝性脑病
2. 假性神经递质

（二）填空题

1. 肝性脑病是继发于_____的_____、_____综合征。
2. 解释肝性脑病发生机制的学说主要包括_____、_____、和_____。
3. 肝性脑病时，血氨增高的原因是_____增加和_____减少。
4. 氨对脑的毒性作用，主要表现在_____、_____、_____三个方面。
5. 假性神经递质主要是指_____和_____，其结构与_____和_____相似。
6. 氨基酸失衡学说是指_____氨基酸增多，_____氨基酸减少。
7. 氨基酸失衡学说中的支链氨基酸主要包括_____、_____。
8. 氨基酸失衡学说中的芳香族氨基酸主要包括_____、_____、_____。
9. 以左旋多巴治疗肝性脑病的机制是补充_____。

（三）选择题

A 型题

1. 肝性脑病的是指
   A. 肝功能衰竭所致的精神紊乱性疾病
   B. 肝疾病并发脑部疾病
   C. 肝功能衰竭所致的昏迷
   D. 肝功能衰竭并发脑水肿
   E. 肝功能衰竭所致的精神神经综合征

2. 内源性肝性脑病多见于
   A. 肝癌
   B. 肝硬化
   C. 急性普通型肝炎
   D. 急性重症肝炎
   E. 以上都不是

3. 外源性肝性脑病多见于
   A. 急性肝中毒
   B. 肝癌
   C. 核黄疸
   D. 急性肝炎

E. 肝硬化

4. 肝性脑病时氨清除不足的主要原因是

    A. 上消化道出血　　　　　　　　　　B. 肠蠕动减慢

    C. 肝肾综合征　　　　　　　　　　　D. 鸟氨酸循环障碍

    E. 肠道细菌抑制

5. 下列哪种药物可加强正常神经递质竞争作用

    A. 谷氨酸钠　　　　　　　　　　　　B. 左旋多巴

    C. 谷氨酸　　　　　　　　　　　　　D. 乳果糖

    E. 精氨酸

6. 下列哪种因素妨碍肠道内氨的吸收

    A. 血液中尿素浓度下降　　　　　　　B. 肠道细菌受抑制

    C. 肠内 pH 小于 5　　　　　　　　　D. 胆汁分泌减少

    E. 蛋白质摄入减少

7. 下列哪项不是氨对脑的毒性作用

    A. 干扰脑的能量代谢　　　　　　　　B. 使脑内兴奋性递质减少

    C. 使脑内抑制性递质增多　　　　　　D. 使脑的敏感性下降

    E. 干扰脑细胞膜的功能

8. 肝性脑病时氨生成过多常见于

    A. 肌肉产氨增多　　　　　　　　　　B. 肠道产氨增多

    C. 脑产氨增多　　　　　　　　　　　D. 肾产氨增多

    E. 以上都不对

9. 假性神经递质是指

    A. 苯乙胺和苯乙醇胺　　　　　　　　B. 苯乙胺和酪胺

    C. 酪胺和羟苯乙醇胺　　　　　　　　D. 苯乙胺和羟苯乙醇胺

    E. 苯乙醇胺和羟苯乙醇胺

10. 假性神经递质引起肝性脑病的机制是

    A. 干扰脑的能量代谢　　　　　　　　B. 使脑细胞产生抑制性突触后电位

    C. 干扰脑细胞膜的功能　　　　　　　D. 引起血浆氨基酸失衡

    E. 与正常递质竞争受体

11. 肝性脑病病人血中支链氨基酸浓度降低的原因是

    A. 支链氨基酸进入肝脏　　　　　　　B. 支链氨基酸经肠道排出

    C. 支链氨基酸经肾脏排出　　　　　　D. 支链氨基酸进入中枢神经系统

    E. 骨骼肌对支链氨基酸的摄取增强

12. 血浆氨基酸失衡学说中所说的支链氨基酸包括

    A. 亮氨酸、异亮氨酸和缬氨酸　　　　B. 苯丙氨酸、酪氨酸和色氨酸

    C. 亮氨酸、缬氨酸和色氨酸　　　　　D. 异亮氨酸、色氨酸和缬氨酸

    E. 苯丙氨酸和酪氨酸

13. 血浆氨基酸失衡学说中所说的芳香族氨基酸包括

    A. 亮氨酸、异亮氨酸和缬氨酸　　　　B. 苯丙氨酸、酪氨酸和色氨酸

    C. 亮氨酸、缬氨酸和色氨酸　　　　　D. 异亮氨酸、色氨酸和缬氨酸

E. 苯丙氨酸和异亮氨酸

14. 色氨酸在肝性脑病中的作用是

    A. 直接兴奋中枢神经系统　　　　　　B. 转变成 5- 羟色胺

    C. 对抗乙酰胆碱　　　　　　　　　　D. 对抗多巴胺

    E. 以上都不对

15. 下述肝性脑病的诱因中最常见的是

    A. 尿毒症　　　　　　　　　　　　　B. 利尿剂使用不当

    C. 感染　　　　　　　　　　　　　　D. 便秘

    E. 消化道出血

16. 下列哪项因素不会诱发肝性脑病

    A. 酸中毒　　　　　　　　　　　　　B. 便秘

    C. 消化道出血　　　　　　　　　　　D. 感染

    E. 应用利尿剂

17. 下列哪项不是引起肝性脑病的毒性物质

    A. 羟苯乙醇胺　　　　　　　　　　　B. 苯乙醇胺

    C. 多巴胺　　　　　　　　　　　　　D. 5- 羟色胺

    E. 硫醇

18. 消化道出血诱发肝性脑病的最主要机制是

    A. 引起失血性休克　　　　　　　　　B. 肠道细菌作用下产生氨

    C. 脑组织缺血缺氧　　　　　　　　　D. 引起心力衰竭

    E. 破坏血脑屏障

19. 氨中毒病人脑内能量产生减少的主要机制是

    A. 糖分解过程障碍　　　　　　　　　B. 三羧酸循环障碍

    C. 磷酸肌酸分解障碍　　　　　　　　D. 脂肪氧化障碍

    E. 酮体利用障碍

20. 血氨抑制丙酮酸氧化脱羧过程而影响脑功能是由于

    A. γ- 氨基丁酸增加　　　　　　　　B. 谷氨酸减少

    C. 乙酰辅酶 A 减少　　　　　　　　　D. 谷氨酰胺减少

    E. 多巴胺减少

X 型题

21. 肝性脑病时,氨对脑的毒性作用表现在

    A. 干扰兴奋性神经递质和抑制性神经递质的平衡

    B. 干扰脑细胞的能量代谢

    C. 干扰神经细胞膜 Na^+-K^+-ATP 酶活性

    D. 产生假性神经递质

    E. 以上均正确

22. 氨干扰脑能量代谢的环节有

    A. α- 酮戊二酸减少　　　　　　　　B. NADH 消耗减少

    C. 丙酮酸氧化脱羧障碍　　　　　　　D. 糖酵解过程增强

    E. 氨与谷氨酸结合过程消耗 ATP

23. 肝性脑病时,可出现下列哪些变化
    A. 胰岛素 / 胰高血糖素比值增高
    B. 芳香族氨基酸 / 支链氨基酸比值增高
    C. 兴奋性神经递质 / 抑制性神经递质比值减少
    D. 兴奋性神经递质 / 抑制性神经递质比值增高
    E. 胰岛素 / 胰高血糖素比值减小

24. 肝性脑病时血氨升高的原因有
    A. 肠道产氨增加
    B. 肾功能障碍,尿素排出减少
    C. 肝脏合成尿素减少
    D. 肠道吸收氨直接入血
    E. 上消化道出血

25. 下列哪些因素是肝性脑病的诱因
    A. 酸中毒
    B. 上消化道出血
    C. 便秘
    D. 碱中毒
    E. 输血

26. 下列哪些措施可使血氨降低
    A. 口服新霉素
    B. 口服左旋多巴
    C. 口服乳果糖
    D. 纠正碱中毒
    E. 应用谷氨酸、精氨酸

27. 下列哪项措施可预防肝性脑病
    A. 补充足够的蛋白质
    B. 避免进食粗糙食物
    C. 防治便秘
    D. 慎用镇静、麻醉药
    E. 防治碱中毒

28. 肝性脑病时,氨基酸失衡主要由于
    A. 芳香族氨基酸降解减少
    B. 芳香族氨基酸产生增多
    C. 肌肉利用支链氨基酸增多
    D. 肝脏利用支链氨基酸增多
    E. 肝脏利用芳香族氨基酸增多

29. 下列哪项常引起内源性肝性脑病
    A. 急性重症肝炎
    B. 四氯化碳中毒
    C. 门脉性肝硬化
    D. 急性药物性肝损伤
    E. 门 - 体静脉分流术后

30. 下列哪项与肝性脑病发生有关
    A. 血氨增高
    B. 血苯乙胺增多
    C. 血芳香族氨基酸增多
    D. 血支链氨基酸增多
    E. 血谷氨酸增多

（四）问答题

1. 什么是肝性脑病？如何进行分类？
2. 肝性脑病病人血氨增高的原因有哪些？
3. 氨对脑的毒性作用主要表现在哪些方面？
4. 何谓假性神经递质？它们是如何形成的？
5. 假性神经递质如何引起肝性脑病？

6. 试述上消化道出血引起肝性脑病的机制。

三、参考答案

（一）名词解释

1. 肝性脑病：是指继发于严重肝脏疾病的神经精神综合征。

2. 假性神经递质：是指苯乙醇胺和羟苯乙醇胺，它们的化学结构和真性神经递质去甲肾上腺素和多巴胺极其相似，但生物学效应却远较真性神经递质低，称为假性神经递质。

（二）填空题

1. 严重肝病　神经　精神

2. 氨中毒学说　假性神经递质学说　氨基酸失衡学说

3. 产生　清除

4. 干扰脑的能量代谢　干扰脑内神经递质的分布　干扰神经细胞膜的功能

5. 苯乙醇胺　羟苯乙醇胺　去甲肾上腺素　多巴胺

6. 芳香族氨基酸　支链氨基酸

7. 亮氨酸　异亮氨酸

8. 苯丙氨酸　酪氨酸　色氨酸

9. 正常神经递质

（三）选择题

A 型题

1. E　2. D　3. E　4. D　5. B　6. C　7. D　8. B　9. E　10. E　11. E　12. A　13. B　14. B　15. E　16. A　17. C　18. B　19. B　20. C

X 型题

21. ABC　22. ABCE　23. BCE　24. ABCDE　25. BCDE　26. ACDE　27. BCDE　28. ABC　29. ABD　30. ABC

（四）问答题

1. 什么是肝性脑病？如何进行分类？

肝性脑病是指在排除其他已知脑疾病的前提下，继发于急、慢性肝功能衰竭的一系列神经精神综合征。肝性脑病按病因和发病机制可分为内源性肝性脑病和外源性肝性脑病；按发病速度和病情经过可分为急性肝性脑病和慢性肝性脑病。

2. 肝性脑病病人血氨增高的原因有哪些？

（1）氨的产生增多：①肠黏膜淤血、水肿，肠蠕动减弱，肠道产氨增多；②合并肾功能障碍，尿素排出减少，弥散入肠道的尿素增加，氨的生成增多；③病人躁动不安、肌肉震颤，肌肉产氨增加。

（2）氨的清除不足：鸟氨酸循环障碍，尿素合成减少，氨的清除不足。此外，肝硬化晚期门静脉高压，门-体静脉侧支循环形成，来自肠道的氨可绕过肝脏直接进入体循环而使血氨升高。

3. 氨对脑的毒性作用主要表现在哪些方面？

（1）干扰脑细胞的能量代谢：进入脑内的氨使 ATP 的产生减少、消耗增加，导致脑细胞完成各种功能所需的能量严重不足。

（2）氨使脑内神经递质发生改变：脑内氨增多使脑内神经递质平衡失调，兴奋性递质减少而抑制性递质增多。

（3）氨对神经细胞膜的作用：氨可与钾离子竞争通过细胞膜的钠泵进入细胞内，还可干扰神经细胞膜上 Na^+-K^+-ATP 酶的活性。

4. 何谓假性神经递质？它们是如何形成的？

食物中的蛋白质在胃肠道中经消化分解后产生的芳香族氨基酸如苯丙氨酸和酪氨酸，经肠道细菌释放的氨基酸脱羧酶作用下，生成苯乙胺和酪胺，再经肝脏单胺氧化酶的作用被氧化分解而解毒。当肝功能严重障碍时，其解毒功能下降，或经侧支循环绕过肝脏直接进入体静脉，进入脑内增多。在脑细胞内，苯乙胺和酪胺经 β-羟化酶的作用生成苯乙醇胺和羟苯乙醇胺，这两种物质的化学结构与正常神经递质去甲肾上腺素和多巴胺极其相似，但没有其生物学效应，故称假性神经递质。

5. 假性神经递质如何引起肝性脑病？

脑干网状结构中假性神经递质大量蓄积，竞争性地取代去甲肾上腺素和多巴胺被肾上腺素能神经元所摄取和贮存。神经冲动传来时，其被释放出来，与正常神经递质的受体结合，但结合后所产生的生理效应远较去甲肾上腺素和多巴胺弱，使脑干网状结构上行激动系统的功能减弱，大脑皮层由兴奋状态转入抑制状态，产生嗜睡甚至昏迷等临床表现。

6. 试述上消化道出血引起肝性脑病的机制。

肝功能障碍时由于消化道黏膜淤血水肿，胃肠蠕动减慢，胆汁的分泌减少使食物消化、吸收和排空障碍，肠道菌群繁殖活跃。上消化道出血时，血浆蛋白在肠道细菌的作用下产生大量的氨；大出血使有效循环血量减少，肾功能障碍，尿素排出减少，经血液弥散至肠腔的尿素增加，产氨增多；大量失血可导致脑组织缺血缺氧，对毒性物质的敏感性增强；以及血脑屏障通透性增加，从而诱发脑病的发生。

（李　夏）

第十九章　泌尿系统疾病

一、学习要点

1. 掌握急性肾炎综合征、急进型肾炎综合征、肾病综合征和慢性肾炎综合征的概念。
3. 熟悉肾小球肾炎、肾盂肾炎的病理学变化及病理临床联系。
2. 了解肾小球肾炎和肾盂肾炎的病因及发病机制,肾小球肾炎和肾盂肾炎的防护原则。

二、练习题

(一)名词解释

1. 肾小球肾炎
2. 大红肾
3. 原位免疫复合物形成
4. 足突病
5. 急性肾炎综合征
6. 肾病综合征
7. 快速进行性肾炎综合征
8. 新月体
9. 肾盂肾炎

(二)填空题

1. 肾小球肾炎是以_____损害为主的_____疾病。
2. 弥漫性毛细血管内增生性肾小球肾炎肾小球内增生的细胞主要是_____和_____。
3. 弥漫性毛细血管内增生性肾小球肾炎与_____感染密切相关,肾小球内_____和_____增生明显。
4. 弥漫性新月体性肾小球肾炎的组织病理学特点是在肾小球内_____形成,其构成是大量增生的_____。
5. 慢性硬化性肾小球肾炎晚期,大多数肾小球发生_____及玻璃样变,其所属肾小管_____及_____,残存肾小球_____。
6. 肾病综合征表现为_____,_____,_____,_____。
7. 肾盂肾炎是由_____引起的_____的_____炎症。以_____菌最为常见。
8. 肾盂肾炎的感染途径有_____和_____,其中_____为主要感染途径。
9. 膀胱刺激症的表现为_____、_____、_____。
10. 肾细胞癌是_____细胞发生的恶性肿瘤,多见于肾脏_____。
11. 膀胱癌多发生于_____和_____。

（三）选择题

A 型题

1. 急性链球菌感染后肾小球肾炎属于
   - A. 膜性肾小球肾炎
   - B. 轻微病变性肾小球肾炎
   - C. 膜性增生性肾小球肾炎
   - D. 弥漫性毛细血管内增生性肾小球肾炎
   - E. 新月体性肾小球肾炎

2. 弥漫性毛细血管内增生性肾小球肾炎的大体形态病变是
   - A. 多囊肾
   - B. 大白肾
   - C. 大红肾
   - D. 固缩肾
   - E. 以上都不是

3. 弥漫性毛细血管内增生性肾小球肾炎增生的细胞主要是
   - A. 肾小球脏层上皮细胞
   - B. 肾小球壁层上皮细胞
   - C. 肾小球毛细血管内皮细胞和系膜细胞
   - D. 肾小球周围成纤维细胞
   - E. 以上都不是

4. 肾小球肾炎的病变性质是
   - A. 慢性出血性炎
   - B. 急性增生性炎
   - C. 急性化脓性炎
   - D. 急性纤维蛋白性炎
   - E. 急性浆液性炎

5. 急性弥漫性增生性肾小球肾炎,血压增高的最主要因素是
   - A. 钠、水潴留,血容量增多
   - B. 肾素分泌增多
   - C. 肾上腺素分泌增多
   - D. 肾动脉痉挛
   - E. 肾缺血

6. 急性弥漫性增生性肾小球肾炎病人,发生水肿的主要原因是
   - A. 血浆蛋白降低
   - B. 淋巴回流障碍
   - C. 组织胶体渗透压升高
   - D. 毛细血管通透性增加
   - E. 肾小球滤过率减少和钠、水潴留

7. "肾小球集中"现象是下列哪类肾炎的组织学特征
   - A. 膜性肾炎
   - B. 新月体性肾炎
   - C. 慢性硬化性肾炎
   - D. 急性弥漫性增生性肾炎
   - E. 以上均不是

8. 肾盂肾炎常由以下哪种病原体引起
   - A. 肺炎杆菌
   - B. 变形杆菌
   - C. 大肠杆菌
   - D. 埃可病毒
   - E. 铜绿假单胞菌

9. 死于慢性硬化性肾小球肾炎的病人,大部分是因为
   - A. 继发感染
   - B. 尿毒症
   - C. 心力衰竭
   - D. 脑出血
   - E. 高血压脑病

10. 绝大多数能治愈的肾炎是
    - A. 弥漫性毛细血管内增生性肾小球肾炎
    - B. 新月体性肾小球肾炎
    - C. 膜性增生性肾小球肾炎
    - D. 膜性肾小球肾炎

E. 慢性肾盂肾炎

11. 弥漫性毛细血管内增生性肾小球肾炎时,下列哪个尿液变化除外
    A. 脓尿   B. 蛋白尿
    C. 管型尿   D. 血尿
    E. 少尿无尿

12. 慢性硬化性肾小球肾炎主要的尿液变化是
    A. 多尿夜尿   B. 少尿无尿
    C. 血尿   D. 蛋白尿
    E. 管型尿

13. 下列哪个变化不是肾病综合征的表现
    A. 高脂血症   B. 严重水肿
    C. 血尿   D. 蛋白尿
    E. 低蛋白血症

14. 急性链球菌感染后肾小球肾炎属于
    A. 膜性增生性肾小球肾炎   B. 急性弥漫性增生性肾小球肾炎
    C. 新月体性肾小球肾炎   D. 膜性肾小球肾炎
    E. 轻微病变性肾小球肾炎

15. 急性肾盂肾炎的基本病变属于
    A. 卡他性炎   B. 纤维素性炎
    C. 化脓性炎   D. 急性增生性炎
    E. 肉芽肿性炎

16. 肾细胞癌的主要特点是
    A. 侵犯肾静脉有血管内生长倾向   B. 肿瘤组织内可见软骨、肌肉
    C. 不发生出血   D. 肿瘤间质丰富血管少
    E. 无血尿

17. 肾母细胞瘤又称为
    A. Krukenberg 瘤   B. Ewing 瘤
    C. Wilms 瘤   D. Grawita 瘤
    E. 以上都不是

18. 肾细胞癌时,下列镜下病变哪个除外
    A. 透明细胞癌   B. 移行细胞癌
    C. 常有出血坏死   D. 颗粒细胞癌
    E. 乳头状腺癌

19. 肾细胞癌最常见的扩散途径是
    A. 沿淋巴道转移到主动脉旁淋巴结 B. 种植转移至盆腔
    C. 沿体静脉转移到肺   D. 沿腹膜后静脉转移到肝
    E. 沿肾静脉转移到生殖器官

20. 成人肾脏恶性肿瘤中最常见的是
    A. 肾母细胞瘤   B. 肾盂鳞癌
    C. 中胚叶肾瘤   D. 肾细胞癌
    E. 以上都不是

X 型题

21. 急性肾小球肾炎的主要表现是
    A. 血尿、蛋白尿、管型尿
    B. 少尿与无尿
    C. 高血压
    D. 水肿
    E. 贫血

22. 肾小球进行性纤维化玻璃样变的是
    A. 高血压性固缩肾
    B. 动脉粥样硬化性固缩肾
    C. 弥漫性毛细血管内增生性肾小球肾炎
    D. 弥漫性硬化性肾小球肾炎
    E. 慢性肾盂肾炎

23. 肾小球滤过膜的组成包括
    A. 毛细血管内皮细胞
    B. 基底膜
    C. 系膜细胞
    D. 肾球囊脏层的上皮细胞
    E. 血管间质细胞

24. 慢性肾小球肾炎晚期常有
    A. 多尿、夜尿、低比重尿
    B. 氮质血症
    C. 高血压
    D. 贫血
    E. 代谢性酸中毒

25. 慢性肾炎晚期病人死亡的原因主要是
    A. 心力衰竭
    B. 严重贫血
    C. 继发感染
    D. 尿毒症
    E. 脑出血

26. 肾盂肾炎的常见诱因有
    A. 尿道瘢痕狭窄
    B. 前列腺增生
    C. 输尿管发育畸形
    D. 尿路手术及器械损伤
    E. 妊娠子宫压迫输尿管

27. 慢性肾炎的尿液改变为
    A. 尿量增多
    B. 尿比重低
    C. 尿比重固定
    D. 菌尿
    E. 蛋白尿不如急性肾炎明显

28. 慢性肾炎晚期的主要病变是
    A. 代偿肥大的肾单位
    B. 肾小球玻璃样变
    C. 肾小球纤维化
    D. 肾小管萎缩
    E. 颗粒性固缩肾

29. 急性肾小球肾炎时肾小管可发生
    A. 上皮细胞水肿
    B. 脂肪变性
    C. 肾小管萎缩
    D. 玻璃样变
    E. 肾小管坏死

30. 直接由细菌感染引起的肾脏疾病有
    A. 多囊肾
    B. 肾病综合征
    C. 肾小球肾炎
    D. 肾盂肾炎
    E. 肾结核

（四）问答题

1. 急性肾小球肾炎有哪些主要临床表现？为什么会出现这些表现？
2. 简述慢性肾小球肾炎的主要病理变化。
3. 慢性肾盂肾炎的主要病理变化有哪些？临床上多尿、夜尿和高血压是怎样产生的？
4. 急性肾盂肾炎的病理变化可引起哪些临床表现？
5. 简述肾小球肾炎的发病机制。
6. 肾盂肾炎的诱发因素有哪些？

三、参考答案

（一）名词解释

1. 肾小球肾炎：是以肾小球病变为主的变态反应性炎症，简称肾炎。
2. 大红肾：急性肾炎时两侧肾呈对称性肿大、充血，包膜紧张，表面光滑，色较红，故称大红肾。
3. 原位免疫复合物形成：抗体随血液循环进入肾小球与肾小球某些抗原在原位结合形成免疫复合物称为原位免疫复合物形成。
4. 足突病：轻微病变性肾小球肾炎病变，电镜下见多数肾小球足细胞（球囊脏层上皮细胞）肿胀、胞质空泡变性，足突广泛融合消失，称为足突病。
5. 急性肾炎综合征：起病急，以血尿、蛋白尿、少尿、水肿和高血压为主要表现。
6. 肾病综合征：典型的临床表现为"三高一低"，即大量蛋白尿、高度水肿、高脂血症和低蛋白血症。
7. 快速进行性肾炎综合征：起病急，进展快，预后差，初期临床表现与急性肾炎相似，但迅速出现少尿、无尿，伴氮质血症，数周至数月发展为肾功能衰竭。
8. 新月体：肾小球囊壁层上皮细胞体积增大并增生成多层，在肾小球囊内形成新月形小体，称为新月体。
9. 肾盂肾炎：是一种主要由细胞感染引起的化脓性疾病，病变主要累及肾盂黏膜和肾间质，肾小管和肾小球可不同程度被波及。

（二）填空题

1. 肾小球　变态反应性炎症性
2. 系膜细胞　毛细血管内皮细胞
3. A族乙型溶血性链球菌　毛细血管内皮细胞　系膜细胞
4. 新月体　肾球囊壁层上皮细胞
5. 纤维化　萎缩　消失　代偿性肥大
6. 大量蛋白尿　低蛋白血症　高度水肿　高脂血症
7. 细菌感染　肾盂黏膜和肾间质　化脓性　大肠杆
8. 上行性　血源性　上行性
9. 尿频　尿急　尿痛
10. 肾小管上皮　两极
11. 膀胱侧壁　三角区近输尿管开口处

（三）选择题

A型题

1. D　2. C　3. C　4. B　5. A　6. E　7. C　8. C　9. B　10. A　11. A　12. A　13. C　14. B　15. C　16. A　17. C　18. B　19. C　20. D

X 型题

21. ABCD 22. ABDE 23. ABD 24. ABCDE 25. AD 26. ABCDE 27. ABCE
28. ABCDE 29. ABD 30. DE

（四）问答题

1. 急性肾小球肾炎有哪些主要临床表现？为什么会出现这些表现？

急性肾炎主要有：①尿量、尿质的变化。出现少尿或无尿的主要原因是肾小球毛细血管内细胞增生，使毛细血管腔狭窄或闭塞，肾小球血流受阻，滤过率减少，而肾小管重吸收未相应减少。蛋白尿、血尿、管型尿的主要原因是肾小球毛细血管壁受损而使其通透性升高，血浆蛋白、红细胞、白细胞渗出至肾小球囊。②水肿的主要原因是肾小球滤过率减少，而肾小管重吸收功能无明显障碍而致水钠潴留。③高血压的主要原因可能是水钠潴留引起全身血容量增加所致。

2. 简述慢性肾小球肾炎的主要病理变化。

大体观，双侧肾脏明显缩小，重量减轻，颜色苍白，表面呈弥漫性颗粒状，称颗粒性固缩肾。镜下观，大部分肾小球纤维化及玻璃样变，所属肾小管萎缩消失。纤维化、玻璃样变的肾小球被纤维组织牵拉收缩，形成"肾小球集中"现象，残留的肾小球肥大，肾小管扩张。间质纤维组织增生，并有大量淋巴细胞和浆细胞浸润，肾细小动脉硬化，管壁增厚，管腔狭窄。

3. 慢性肾盂肾炎的主要病理变化有哪些？临床上多尿、夜尿和高血压是怎样产生的？

病变可累及一侧或双侧肾。由于病变不均匀分布，两侧肾可大小不等，肾体积缩小、变硬，表面有不规则凹陷性瘢痕并与肾被膜粘连，切面可见皮、髓质界限不清，肾乳头萎缩，肾盂、肾盏因瘢痕收缩而变形，肾盂黏膜增厚、粗糙，镜下可见肾内有不规则分布的片状病灶，夹杂在相对正常的肾组织间，间质和肾小管代偿性扩张，腔内充满均质红染的蛋白管型，形似甲状腺滤泡。肾间质有较多的淋巴细胞、浆细胞和单核细胞浸润，纤维组织增生和血管内膜增厚，管腔狭窄，肾小球囊周围纤维化和球囊壁层呈同心层状纤维化。病变严重时可使肾小球纤维化和玻璃样变。部分肾小球正常或代偿性肥大。由于肾小管病变早而严重，早期即可出现肾小管浓缩障碍，故临床上病人常有多尿、夜尿。随着肾组织纤维化和血管硬化，引起肾组织缺血，通过肾素 - 血管紧张素活性增强而引起高血压。

4. 急性肾盂肾炎的病理变化可引起哪些临床表现？

急性肾盂肾炎为急性化脓性炎症，故起病急剧，突然出现高热寒战、白细胞增多等全身症状，由于肾脏肿大使被膜紧张和炎症累及周围肾组织，引起腰部酸痛和腰区叩击痛。由于肾组织化脓性病变常引起脓尿、菌尿、管型尿和血尿。由于膀胱和尿道急性炎症的刺激可出现尿频、尿急、尿痛等症状。

5. 简述肾小球肾炎的发病机制。

肾小球肾炎是以肾小球损害为主的变态反应性疾病。很多抗原可以引起肾小球肾炎，这些抗原引起抗体产生，并形成免疫复合物，沉积于肾小球内，激活补体，引起炎细胞渗出，血管通透性增加，激活凝血和溶血系统，损害基底膜，同时引起肾小球内的多种细胞成分增生，破坏肾小球的正常结构和功能，导致肾小球肾炎发生。

6. 肾盂肾炎的诱发因素有哪些？

肾盂肾炎的诱发因素有尿路阻塞、医源性因素、尿液反流。

（李慧平）

第二十章　肾功能不全

一、学习要点

1. 掌握肾功能不全、急性肾衰竭、慢性肾衰竭、尿毒症的概念和原因。
2. 熟悉急性肾衰竭、慢性肾衰竭、尿毒症的功能和代谢变化、病理与临床护理联系。
3. 了解急性肾衰竭、慢性肾衰竭、尿毒症的发生机制。

二、练习题

（一）名词解释

1. 肾衰竭
2. 急性肾衰竭
3. 慢性肾衰竭
4. 尿毒症
5. 等渗尿
6. 低渗尿

（二）填空题

1. 临床上较常见的引起急性肾小管坏死的原因是_____、_____、_____。

2. 急性肾衰竭少尿期临床上主要表现为_____、_____、_____和_____,多数病人的尿量变化为_____或_____。

3. 少尿型急性肾衰竭一般可分为_____、_____和_____三个时期。

4. 慢性肾衰竭的发生原因有_____、_____、_____。

5. 根据病情发展和肾脏损害程度,可将慢性肾衰竭分为_____、_____、_____、_____四个阶段。主要发生机制的学说有_____、_____和_____。

6. 慢性肾衰竭早期,尿的变化常表现为_____、_____、_____。晚期则出现_____和_____。

7. 肾性高血压的发生机制与_____、_____和_____有关。

（三）选择题

A 型题

1. 肾衰竭是指
　A. 持续少尿或无尿的病理过程
　B. 引起氮质血症的各种疾病

   C. 各种肾实质疾病引起的病理过程

   D. 尿中出现蛋白质、管型、红细胞和白细胞的病理过程

   E. 因肾功能障碍导致代谢产物蓄积,水、电解质和酸碱平衡紊乱以及肾内分泌功能紊乱的综合征

2. 引起慢性肾衰竭最常见的原因

   A. 慢性肾小球肾炎   B. 肾动脉硬化

   C. 慢性肾盂肾炎   D. 尿路梗阻

   E. 高血压

3. 引起肾前性急性肾衰竭的病因是

   A. 急性肾炎   B. 急性肾盂肾炎

   C. 休克   D. 汞中毒

   E. 尿路梗阻

4. 引起肾后性肾衰竭的病因是

   A. 急性肾小球肾炎   B. 汞中毒

   C. 急性间质性肾炎   D. 输尿管结石

   E. 肾结核

5. 急性功能性肾衰竭发生的关键机制是

   A. 原尿回漏   B. 肾小球滤过率降低

   C. 肾小管阻塞   D. 管 - 球反馈

   E. 尿路梗阻

6. 急性肾衰竭少尿期最主要的死亡原因是

   A. 水中毒   B. 代谢性酸中毒

   C. 氮质血症   D. 高钾血症

   E. 高镁血症

7. 下列哪项可以用作判定急性肾衰竭时肾功能逐渐恢复

   A. 尿量 > 100ml   B. 尿量 > 200ml

   C. 尿量 > 400ml   D. 尿量 > 1 000ml

   E. 尿量 > 2 000ml

8. 慢性肾衰竭早期尿的变化特征是

   A. 少尿   B. 多尿、夜尿

   C. 高渗尿   D. 血尿

   E. 蛋白尿

9. 急性肾衰竭少尿期,水平衡紊乱的主要表现是

   A. 高渗性脱水   B. 低渗性脱水

   C. 等渗性脱水   D. 水肿

   E. 水中毒

10. 急性肾衰竭少尿期,病人最常见的电解质紊乱是

   A. 高钠血症   B. 高钾血症

   C. 低钾血症   D. 高钙血症

   E. 低镁血症

11. 尿毒症病人最早出现和最突出的症状是
    A. 心包炎   B. 消化系统症状
    C. 心力衰竭   D. 外周神经感觉异常
    E. 呼吸衰竭

12. 急性肾衰竭少尿期,病人最常见的酸碱平衡紊乱类型是
    A. 代谢性酸中毒   B. 代谢性碱中毒
    C. 呼吸性酸中毒   D. 呼吸性碱中毒
    E. 呼吸性碱中毒合并代谢性碱中毒

13. 慢性肾衰竭病人出现等渗尿标志着
    A. 健存肾单位极度减少   B. 肾血流量明显减少
    C. 肾小管重吸收钠减少   D. 肾小管泌钾减少
    E. 肾小管浓缩和稀释功能均丧失

14. 慢性肾衰竭病人常出现
    A. 血磷升高,血钙升高   B. 血磷升高,血钙降低
    C. 血磷降低,血钙升高   D. 血磷降低,血钙降低
    E. 血磷正常,血钙升高

15. 急性肾衰竭恢复期,肾功能恢复最慢的是
    A. 近曲小管对钠重吸收   B. 肾小管的浓缩功能
    C. 肾小管的稀释功能   D. 远曲小管对钾的分泌
    E. 肾小管泌 H^+ 的功能

16. 下述哪些表现与尿毒症时大量尿素潴留无关
    A. 胃肠道黏膜炎症   B. 充血性心力衰竭
    C. 纤维素性心包炎   D. 纤维素性胸膜炎
    E. 尿素霜

17. 慢性肾衰竭发展过程中代偿期的内生肌酐清除率是大于
    A. 50%   B. 40%
    C. 30%   D. 25%
    E. 20%

18. 判定少尿的标准是尿量低于
    A. 1 500ml/24h   B. 1 000ml/24h
    C. 800ml/24h   D. 400ml/24h
    E. 100ml/24h

19. 判定无尿的标准是尿量低于
    A. 1 500ml/24h   B. 1 000ml/24h
    C. 800ml/24h   D. 400ml/24h
    E. 100ml/24h

20. 判定多尿的标准是尿量高于
    A. 2 500ml/24h   B. 2 000ml/24h
    C. 1 500ml/24h   D. 1 000ml/24h
    E. 800ml/24h

21. 慢性肾衰竭继发甲状旁腺功能亢进与哪项关系最为密切
    A. 血肌酐增高　　　　　　　　　　　B. 血钾增高
    C. 血磷下降　　　　　　　　　　　　D. 血钙下降
    E. 血钠下降

22. 尿比重固定在 1.010~1.018 之间,主要反映
    A. 肾脏稀释功能障碍　　　　　　　　B. 肾脏浓缩功能障碍
    C. 肾脏浓缩稀释功能均障碍　　　　　D. ADH 分泌异常
    E. 肾小球滤过功能受损

23. 慢性肾衰竭进入尿毒症期,其内生肌酐清除率
    A. 降至 10% 以下　　　　　　　　　B. 降至 20% 以下
    C. 降至 25% 以下　　　　　　　　　D. 降至 30% 以下
    E. 降至 50% 以下

24. 关于尿毒症下列哪种说法不正确
    A. 是集各系统中毒症状于一身的综合征　　B. 是一种自体中毒症
    C. 有严重内环境紊乱　　　　　　　　D. 物质代谢尚可
    E. 有肾脏内分泌功能障碍

25. 病人,男性,46 岁,慢性肾小球肾炎 8 年,乏力、恶心两个月,平时血压偏高,贫血貌,血压 24/14kPa (190/120mmHg),心、肺听诊无异常发现,血肌酐 730μmol/L。该病人处于
    A. 血肌酐＞ 707μmol/L　　　　　　B. 肾功能不全失代偿期
    C. 尿毒症期　　　　　　　　　　　　D. 肾衰竭期
    E. 正常

26. 病人,女性,56 岁,自述极度疲乏、心慌、胸闷、尿少。体检:心律不齐,期前收缩 9 次 /min,测血钾 7.8mmol/L。如不处理,会突然发生
    A. 昏迷　　　　　　　　　　　　　　B. 休克
    C. 心脏骤停　　　　　　　　　　　　D. 呼吸衰竭
    E. 心力衰竭

27. 病人,男性,40 岁,慢性肾衰竭尿毒症,因酸中毒给予碱性药物静脉滴注,将滴注完毕时突然出现手足抽搐。此时首要的护理措施为
    A. 吸氧　　　　　　　　　　　　　　B. 地西泮肌内注射
    C. 苯妥英钠肌内注射　　　　　　　　D. 压舌板置于上下磨牙之间
    E. 10% 葡萄糖酸钙静脉注射

28. 病人,男性,30 岁,近年来发现乏力、眼睑水肿,尿检有蛋白及颗粒管型。给予优质低蛋白饮食。主要选择
    A. 植物蛋白　　　　　　　　　　　　B. 动物蛋白
    C. 人工合成蛋白　　　　　　　　　　D. 氨基酸
    E. 含人体不能合成氨基酸蛋白

29. 病人,女性,48 岁,患慢性肾衰竭,现有头晕、定向力障碍,内生肌酐清除率 25ml/min,伴有消化道等各系统症状。此病人最适宜的饮食为
    A. 高蛋白、高热量、高维生素　　　　B. 高热量、高钾、高维生素
    C. 高热量、高糖、高蛋白　　　　　　D. 高磷食物如动物内脏、脑

    E. 高热量、优质低蛋白、高维生素

30. 病人,女性,56 岁。患急性肾衰竭,测定血钾 7mmol/L,出现心律不齐,应先采取的措施是

    A. 10% 葡萄糖酸钙静脉注射　　　　　B. 高渗葡萄糖胰岛素静脉滴注

    C. 乳酸钠静脉滴注　　　　　　　　　D. 苯丙酸诺龙肌内注射

    E. 5% 碳酸氢钠静脉滴注

31. 病人,男性,34 岁。下肢被汽车压伤后 4 天,尿量 24h < 100ml,伴有恶心、呕吐、嗜睡、昏迷、抽搐等症状。血肌酐 460μmol/L,尿素氮 26mmol/L。该病人的护理措施中效果最可靠的是

    A. 限制入水量　　　　　　　　　　　B. 纠正电解质和酸碱平衡紊乱

    C. 预防感染　　　　　　　　　　　　D. 少进蛋白饮食

    E. 透析疗法

32. 病人,男性,30 岁,下肢被高空坠物压伤后 4 天。今晨出现轻度呼吸困难,听诊肺内大量水泡音;尿量 24h < 100ml,尿色深,尿比重 1.010。目前病人最重要的护理问题是

    A. 体温过高　　　　　　　　　　　　B. 体液过多

    C. 营养失调　　　　　　　　　　　　D. 皮肤完整性受损

    E. 焦虑、恐惧

(33、34 题共用题干)

病人,男性,33 岁,8 年前发现蛋白尿一直未正规治疗。一周前出现头晕乏力,恶心呕吐。血压 180/110mmHg,水肿,尿蛋白(++),血肌酐 360μmol/L,B 超示双肾缩小。

33. 为进一步明确诊断还需检查

    A. 血常规　　　　　　　　　　　　　B. 心电图

    C. 尿常规　　　　　　　　　　　　　D. 静脉肾盂造影

    E. 内生肌酐清除率

34. 该病人最有可能的诊断是

    A. 急性肾衰竭　　　　　　　　　　　B. 慢性肾衰竭

    C. 急性肾盂肾炎　　　　　　　　　　D. 慢性肾盂肾炎

    E. 慢性肾小球肾炎

(35~37 题共用题干)

病人,男性,54 岁。1 周前尿量减少,约 500~600ml/d,食欲差、双眼睑水肿就诊。血压 170/110mmHg。实验室检查:血肌酐 726μmmol/L,尿素氮 26.8μmmol/L,血钾 6.5mmol/L,RBC 2.35 × 10^{12}/L, Hb 70g/L。初步诊断为肾衰竭收住入院。

35. 引起该病人高血压的最主要原因是

    A. 肾素活性增高　　　　　　　　　　B. 水钠潴留

    C. 使用环孢素等药物　　　　　　　　D. 精神应激

    E. 钠盐摄入过多

36. 该病人应避免摄入哪种食物

    A. 苹果　　　　　　　　　　　　　　B. 芋头

    C. 橘子　　　　　　　　　　　　　　D. 马铃薯

    E. 鸡蛋

37. 该病人每天摄入的液体量因为
    A. 相当于前一天的尿量
    B. 2 000~5 000ml
    C. 前一天的尿量减去 500ml
    D. 前一天的尿量加上 500ml
    E. 一般不严格限水,但不可过多饮水

X 型题

38. 慢性肾衰竭时,下述哪些因素可造成肾性贫血的原因
    A. 促红细胞生成素生成减少
    B. 内源性毒性物质抑制骨髓造血
    C. 消化道铁吸收增多
    D. 出血
    E. 毒性物质使红细胞破坏增加

39. 下述哪些因素与肾性骨营养不良的发病机制有关
    A. 高磷血症和低钙血症
    B. 继发性甲状旁腺机能亢进
    C. 1,25- 二羟维生素 D_3 生成增多
    D. 酸中毒使骨质脱钙
    E. 内源性毒性物质使溶骨活性增加

40. 关于慢性肾衰竭的叙述,下述哪些是正确的
    A. 肾单位进行性破坏
    B. 肾小球功能障碍
    C. 不会出现少尿
    D. 最终导致尿毒症
    E. 肾小管正常

41. 急性肾衰竭发生的机制是
    A. 原尿回漏
    B. 肾小球滤过率降低
    C. 肾小管阻塞
    D. 管 - 球平衡
    E. 尿路梗阻

42. 功能性急性肾衰竭的尿改变有
    A. 少尿或无尿
    B. 多尿
    C. 夜尿
    D. 尿比重 > 1.020
    E. 血尿、蛋白尿

43. 慢性肾衰竭的病人可发生哪些水、电解质紊乱
    A. 低钠血症
    B. 高钠血症
    C. 低钾血症
    D. 水肿
    E. 高钾血症

(四)问答题

1. 试述急性肾衰竭少尿期的机能代谢变化。
2. 试述急性肾功能不全的发病机制。
3. 慢性肾衰竭时,水钠代谢的特点是什么? 会发生哪些水钠代谢紊乱?
4. 试述肾性高血压的发生机制。
5. 试述肾性骨营养不良的发生机制。
6. 急性肾衰竭的多尿期与慢性肾衰竭的多尿有何异同?

三、参考答案

(一)名词解释

1. 肾衰竭:是指各种原因导致肾的泌尿功能障碍,代谢终末产物不能充分排出而蓄积在

体内,并引起水、电解质、酸碱平衡失调以及肾内分泌功能障碍的病理过程。

2. 急性肾衰竭:是指各种原因在短时间内引起肾泌尿功能急剧障碍,以致机体内环境发生严重紊乱的病理过程。

3. 慢性肾衰竭:是指肾和某些全身性疾病导致肾单位进行性损伤,残存的肾单位不能充分排出代谢废物和维持内环境平衡,使体内逐渐出现代谢废物的潴留,水、电解质、酸碱平衡紊乱以及肾内分泌功能障碍,并伴有一系列临床症状的病理过程。

4. 尿毒症:是急性和慢性肾衰竭发展到最严重阶段,代谢终末产物和内源性毒物在体内潴留,水、电解质、酸碱平衡紊乱及内分泌功能失调,引起的一系列自体中毒症状。

5. 等渗尿:尿的渗透压接近血浆晶体渗透压,尿相对密度固定在 1.008~1.012,尿渗透压为 266~300mmol/L,称为等渗尿。

6. 低渗尿:由于肾浓缩能力减退而稀释功能正常,因而出现低相对密度尿,当相对密度最高仅为 1.020 时,称为低渗尿。

(二)填空题

1. 肾缺血性病变 毒素 肾小管阻塞

2. 尿量和尿质的改变 水电解质和酸碱平衡紊乱 氮质血症 出血倾向 少尿 无尿

3. 少尿期 多尿期 恢复期

4. 肾性病变 肾血管性病变 尿路慢性梗阻

5. 肾储备功能降低期 肾功能失代偿期 肾衰竭期 尿毒症期 健存肾单位学说 矫枉失衡学说 肾小球过度滤过学说 肾小管 - 肾间质损害学说

6. 多尿 夜尿 等渗尿或低比重尿 少尿 尿液成分改变

7. 肾素 - 血管紧张素系统的活动增强 钠水潴留 肾分泌的降压物质减少

(三)选择题

A 型题

1. E 2. A 3. C 4. D 5. B 6. D 7. C 8. B 9. D 10. B 11. B 12. A
13. E 14. C 15. B 16. B 17. C 18. D 19. E 20. B 21. D 22. C 23. A 24. D
25. C 26. C 27. E 28. B 29. E 30. A 31. E 32. B 33. E 34. B 35. B 36. C
37. D

X 型题

38. ABDE 39. BDE 40. ABD 41. ABCE 42. ADE 43. ABCDE

(四)问答题

1. 试述急性肾衰竭少尿期的机能代谢变化。

(1)尿改变:①少尿、无尿;②蛋白尿、血尿、管型尿;③尿相对密度降低,尿钠高。

(2)水中毒。

(3)高钾血症。

(4)代谢性酸中毒。

(5)氮质血症。

2. 试述急性肾功能不全的发病机制。

(1)肾小球因素:①肾血流量减少,由肾血管收缩、肾血管内皮细胞肿胀、肾血管内凝血等引起;②肾小球病变,使肾小球滤过膜受损,滤过面积减少,导致肾小球滤过率下降。

(2)肾小管因素:①肾小管阻塞;②肾小管原尿反漏。

（3）肾细胞损伤。

3. 慢性肾衰竭时,水钠代谢的特点是什么? 会发生哪些水钠代谢紊乱?

慢性肾衰竭病人肾对钠水负荷的适应调节能力日益减退。饮水过量时,因不能相应增加水的排泄而发生水潴留,引起皮下水肿或体腔积液,严重者可引起肺水肿、脑水肿和心力衰竭。反之,严格限制水的摄入时,因不能减少水的排泄而出现低血压和脱水。

4. 试述肾性高血压的发生机制。

肾性高血压的发生机制:①肾素 - 血管紧张素系统的活动增强:某些肾疾病导致肾相对缺血,激活肾素 - 血管紧张素系统,使血管收缩,外周阻力增加,血压升高,称为肾素依赖性高血压;②钠水潴留:慢性肾衰竭时,由于肾排钠和排水功能降低,加之血管紧张素Ⅱ升高引起醛固酮分泌增加,引起钠水潴留,血容量增加,血压升高,称为钠依赖性高血压;③肾分泌的降压物质减少:肾实质破坏,肾皮质和肾髓质生成的前列腺素 A_2 和前列腺素 E_2、血管紧张素等降压物质减少,外周阻力增加,引起血压升高。

5. 试述肾性骨营养不良的发生机制。

肾性骨营养不良的发生机制:①高磷低钙血症和继发性甲状旁腺功能亢进:在慢性肾衰竭时由于高血磷,导致低血钙,刺激甲状旁腺素分泌增多,使溶骨活动加强,引起肾性骨营养不良;②维生素 D_3 活化障碍:当肾功能失代偿时,1,25-$(OH)_2VD_3$ 活化障碍,使活性维生素 D_3 生成减少,肠内钙吸收减少,导致低钙血症和骨质钙化障碍,引起肾性骨营养不良;③酸中毒:慢性肾衰竭时,常伴有代谢性酸中毒,而酸中毒可促进骨骼释出可溶性钙盐,导致骨质脱钙,引起肾性骨营养不良。同时酸中毒可干扰 1,25-$(OH)_2VD_3$ 活化,抑制肠对钙吸收。

6. 急性肾衰竭的多尿期与慢性肾衰竭的多尿有何异同?

急性肾衰多尿的机制:①新生的肾小管上皮细胞的浓缩功能未恢复;②蓄积的大量尿素经肾小球滤出而导致渗透性利尿;③肾间质水肿消退,肾小管阻塞解除。

慢性肾衰时多尿的机制:①由于多数肾单位遭到破坏,流经残留的肥大的肾小球的血量呈代偿性增加,滤出的尿量超过正常量;②同时原尿中溶质多,流速快,通过肾小球时未能及时重吸收,从而出现多尿;③当肾小管髓袢受损时,髓质的高渗环境破坏,尿浓缩障碍。

（蒋丽萍）

第二十一章　生殖系统和乳腺疾病

一、学习要点

1. 掌握乳腺癌、子宫颈癌、子宫体癌和绒毛膜上皮细胞癌的病因、临床病理联系。
2. 熟悉慢性宫颈炎的病因及分类、葡萄胎和恶性葡萄胎的定义、病理特点。
3. 了解乳腺增生性病变、卵巢肿瘤、前列腺增生的病变特点。

二、练习题

（一）名词解释

1. 纳博特囊肿
2. 子宫内膜异位症
3. 子宫颈上皮内瘤变
4. 宫颈原位癌
5. 巧克力囊肿
6. 葡萄胎
7. 侵蚀性葡萄胎
8. 小叶原位癌
9. 畸胎瘤

（二）填空题

1. 慢性子宫颈炎病理变化有_____、_____、_____三种类型。
2. 子宫颈癌肉眼观类型有_____、_____、_____。
3. 葡萄胎的组织学特征为_____、_____、_____。
4. 绒毛膜癌大多数经_____转移,最常转移到_____及_____。
5. 乳腺癌多经_____转移,最常转移到_____。
6. 宫颈癌的扩散主要是_____和_____。
7. 畸胎瘤根据肿瘤性质可分为_____和_____两大类。
8. 乳腺癌中属于非浸润性原位癌的两种类型是_____和_____。
9. 纤维囊性乳腺病的发生与_____有关,可能是_____分泌过多所致。

（三）选择题

A 型题

1. 子宫颈糜烂病变处柱状上皮由鳞状上皮重新取代的过程称为

   A. 糜烂愈合　　　　　　　　　　　　　B. 单纯性糜烂

C. 不典型增生   D. 腺体鳞状上皮化生

E. 单纯增生

2. 子宫颈息肉的本质是
   - A. 纳博特囊肿
   - B. 慢性增生性炎
   - C. 腺瘤
   - D. 癌前病变
   - E. 宫颈黏膜结核

3. 慢性子宫颈炎的病变中哪项属癌前病变
   - A. 子宫颈息肉
   - B. 子宫颈糜烂
   - C. 子宫颈肥大
   - D. 子宫颈腺体囊肿
   - E. 子宫颈重度不典型增生

4. 非宫颈癌的病理形态学特征是
   - A. 碘溶液染料显红棕色
   - B. 黄色恶臭液
   - C. 外观呈乳头状或形成溃疡
   - D. 鳞癌多见
   - E. 触之易出血

5. 慢性子宫颈炎子宫颈肥大主要是由于
   - A. 腺体增生
   - B. 结缔组织增生
   - C. 充血水肿
   - D. 腺体分泌物潴留
   - E. 炎性渗出物潴留

6. 子宫内膜增生症的病变中有癌变可能的是
   - A. 腺样囊性增生
   - B. 不典型增生
   - C. 单纯性增生
   - D. 间质细胞增生
   - E. 子宫内膜息肉

7. 以下哪项不是子宫内膜增生症的病变
   - A. 腺体大小不等
   - B. 腺体呈分泌期改变
   - C. 内膜间质细胞增生
   - D. 腺体扩张呈囊状
   - E. 腺体与间质的比例增加

8. 侵蚀性葡萄胎病理诊断的主要依据是
   - A. 绒毛水肿
   - B. 绒毛间质血管消失
   - C. 滋养叶细胞增生
   - D. 绒毛侵犯子宫肌层
   - E. 出血坏死明显

9. 侵蚀性葡萄胎与绒毛膜上皮癌的主要不同为
   - A. 浸润肌层
   - B. 有无绒毛结构
   - C. 转移阴道结节
   - D. 细胞增生和异型性
   - E. 出血坏死明显

10. 绒毛膜上皮癌最常转移到
    - A. 卵巢
    - B. 肝
    - C. 肺
    - D. 脑
    - E. 骨

11. 子宫颈癌最常发生于
    - A. 子宫颈外口
    - B. 子宫颈内口

C. 子宫颈前唇

D. 子宫颈后唇

E. 子宫颈下端

12. 子宫颈原位癌累及腺体时属

A. 原位癌

B. 浸润癌

C. 早期浸润癌

D. 不典型增生

E. 上皮内瘤变

13. 不典型增生Ⅲ级是指不典型增生细胞

A. 不超过全层的 1/3

B. 占全层的 1/3 至 2/3

C. 原位癌

D. 累及上皮全层 2/3 以上

E. 不超过全层的 1/2

14. 卵巢最常见的肿瘤是

A. 畸胎瘤

B. 卵巢浆液性囊腺瘤

C. 恶性畸胎瘤

D. 颗粒细胞瘤

E. 卵巢黏液性囊腺瘤

15. 浸润性宫颈癌指癌肿浸润深度距基膜已超过

A. ＜ 3mm

B. 5mm

C. 2mm

D. 1cm

E. ＜ 5mm

16. 乳腺癌淋巴道转移首先转移到

A. 同侧腋窝淋巴结

B. 锁骨上淋巴结

C. 锁骨下淋巴结

D. 肺门淋巴结

E. 胸骨旁淋巴结

17. 女性生殖器官最常见的良性肿瘤是

A. 子宫平滑肌瘤

B. 卵巢畸胎瘤

C. 卵巢浆液性囊腺瘤

D. 葡萄胎

E. 卵巢黏液性囊腺瘤

18. 目前致女性死亡最常见的恶性肿瘤是

A. 子宫内膜癌

B. 乳腺癌

C. 卵巢恶性畸胎瘤

D. 子宫颈癌

E. 绒毛膜上皮细胞癌

19. 目前研究证实,与宫颈癌发生有关的人类病毒是

A. 高危险性乳头状瘤病毒

B. 单纯疱疹病毒Ⅰ型

C. 低危险性乳头状瘤病毒

D. 柯萨奇病毒

E. 单纯疱疹病毒Ⅱ型

20. 据统计,乳腺癌的好发部位是乳腺的

A. 外上象限

B. 内下象限

C. 内上象限

D. 乳头部

E. 外下象限

21. 乳腺癌最常见的病理组织学类型是

A. 浸润性导管癌

B. 髓样癌

C. 浸润性小叶癌   D. 胶样癌

E. 鳞形细胞癌

22. 未成熟畸胎瘤与成熟畸胎瘤的主要区别是

    A. 肿瘤为实体性   B. 常有出血坏死

    C. 三个胚层组织都存在   D. 部分或全部组成成分恶性变

    E. 肿瘤为囊性

23. 早期子宫颈癌较典型的临床表现

    A. 接触性出血   B. 白带增多

    C. 子宫功能性出血   D. 白带过多,有腥臭

    E. 性交痛

24. 完全性葡萄胎的特点哪项除外

    A. 细胞核型为双倍体   B. 可含胎儿成分

    C. 滋养层细胞增生   D. 有不典型增生

    E. 部分可发展为绒癌

25. 子宫颈癌的细胞类型最常见的为

    A. 鳞状细胞癌   B. 腺癌

    C. 黏液癌   D. 大细胞癌

    E. 疣状癌

26. 关于乳腺癌的描述哪项是错的

    A. 与雌激素分泌紊乱有关   B. 多发生在乳腺外上限

    C. 常有乳头凹陷   D. 早期即发生血道转移

    E. 常发生同侧腋窝淋巴结肿大

27. 下列易癌变的病变中哪项除外

    A. 部分性葡萄胎   B. 乳腺纤维囊腺病

    C. 完全性葡萄胎   D. 卵巢浆液性乳头状囊腺瘤

    E. 外阴白斑

28. 下列可引起 HCG 含量升高的情况哪项除外

    A. 妊娠妇女   B. 葡萄胎

    C. 子宫颈癌   D. 侵袭性葡萄胎

    E. 绒癌

29. 宫颈癌大体形态中哪项除外

    A. 糜烂型   B. 息肉型

    C. 菜花型   D. 内生浸润型

    E. 溃疡型

30. 卵巢囊腺癌的病理特点哪项是错的

    A. 肿瘤实体区可见出血、坏死   B. 囊腔内乳头较多

    C. 肿瘤为腺癌结构   D. B 超表现为边缘清楚光滑的肿块

    E. 常有癌性腹水

X 型题

31. 慢性子宫颈炎病变包括
    A. 子宫颈糜烂 　　　　　　　　　　B. 纳博特囊肿
    C. 子宫颈肥大 　　　　　　　　　　D. 子宫颈息肉
    E. 子宫颈溃疡

32. 下列哪些疾病与雌激素分泌过多有关
    A. 子宫内膜异位症 　　　　　　　　B. 子宫内膜增生症
    C. 乳腺癌 　　　　　　　　　　　　D. 急性子宫内膜炎
    E. 宫颈息肉

33. 葡萄胎的组织学特征是
    A. 绒毛间质高度水肿 　　　　　　　B. 滋养叶细胞增生
    C. 绒毛间质血管消失 　　　　　　　D. 绒毛浸润肌层
    E. 肺转移

34. 子宫颈癌的肉眼类型有
    A. 糜烂型 　　　　　　　　　　　　B. 结节型
    C. 外生菜花型 　　　　　　　　　　D. 内生浸润型
    E. 息肉型

35. 乳房出现肿块其可能的诊断是
    A. 纤维腺瘤 　　　　　　　　　　　B. 乳腺癌
    C. 乳腺小叶增生 　　　　　　　　　D. 纤维囊性乳腺病
    E. 乳腺炎

36. 乳腺癌的发生与下列哪些因素有关
    A. 雌激素紊乱 　　　　　　　　　　B. 纤维囊性乳腺病
    C. 病毒 　　　　　　　　　　　　　D. 生育与授乳
    E. 饮食

37. 下列哪些疾病为癌前病变
    A. 子宫颈糜烂 　　　　　　　　　　B. 鳞状上皮不典型增生
    C. 纤维囊性乳腺病 　　　　　　　　D. 子宫内膜异位症
    E. 子宫颈癌

38. 浸润性导管癌最为常见,其病理组织学特征是
    A. 瘤细胞排列呈巢团状 　　　　　　B. 浸润血管和神经
    C. 瘤细胞多呈梭形 　　　　　　　　D. 核分裂象多见
    E. 核小而深染

39. 乳腺癌的临床特征可包括
    A. 乳头凹陷 　　　　　　　　　　　B. X 摄片显示微灶钙化
    C. 无痛性肿块 　　　　　　　　　　D. 腋窝淋巴结肿大
    E. 皮肤呈橘皮样改变

40. 关于前列腺结节性增生的正确描述为
    A. 老年人常见 　　　　　　　　　　B. 伴平滑肌和纤维组织增生
    C. 发病与内分泌失调有关 　　　　　D. 一般不发生癌变

　　E. 前列腺腺上皮增生形成乳头

（四）问答题

1. 简述慢性子宫颈炎的病理变化。

2. 子宫颈癌的肉眼形态分哪几种？各有什么特征？

3. 葡萄胎、恶性葡萄胎、绒毛膜上皮癌的病理变化各有什么特点？

4. 乳腺癌的扩散和转移有什么特点？

三、参考答案

（一）名词解释

1. 纳博特囊肿：子宫颈阴道部表面突出的多个含黏液的青白色或淡黄色小囊肿。

2. 子宫内膜异位症：子宫内膜腺体和间质出现于子宫内膜以外的部位。可分为子宫内子宫内膜组织异位症（子宫腺肌症）和子宫外子宫内膜异位症。

3. 子宫颈上皮内瘤变：子宫颈上皮非典型发生至原位癌这一系列癌前病变的连续过程。

4. 宫颈原位癌：异型增生的细胞累及子宫颈黏膜上皮全层，但病变局限于上皮层内，未突破基底膜。

5. 巧克力囊肿：异位的子宫内膜随月经周期变化，反复出血，在局部形成囊腔，称为子宫内膜异位囊肿。由于囊内含咖啡色样黏稠液体，故又称为巧克力囊肿。

6. 葡萄胎：是指妊娠后胎盘绒毛滋养细胞异常增生，终末绒毛转变成水泡，水泡间相连成串，形如葡萄。

7. 侵蚀性葡萄胎：又称为恶性葡萄胎，葡萄胎的水泡样组织已超过子宫腔范围，侵入子宫肌层深部或在其他部位发生转移者。

8. 小叶原位癌：乳腺小叶原位癌指异常增生的细胞累及一个或者多个乳腺终末导管小叶单位，癌细胞局限在乳腺小叶内生长，没有发生浸润。

9. 畸胎瘤：是来源于生殖细胞的肿瘤，具有向体细胞分化的潜能，大多数肿瘤含有至少两个或三个胚层组织成分。

（二）填空题

1. 子宫颈糜烂　子宫颈腺体囊肿　子宫颈息肉

2. 糜烂型　外生菜花型　内生浸润型

3. 绒毛间质高度水肿　绒毛间质内血管消失　滋养层细胞不同程度增生

4. 血道　肺　脑

5. 淋巴道　同侧腋窝淋巴结

6. 直接浸润　淋巴道转移

7. 良性畸胎瘤　恶性畸胎瘤

8. 小叶原位癌　导管内癌

9. 内分泌紊乱　雌激素

（三）选择题

A 型题

1. A　2. B　3. E　4. A　5. B　6. B　7. B　8. D　9. B　10. C　11. A　12. A　13. D　14. B　15. E　16. A　17. A　18. B　19. A　20. A　21. A　22. D　23. A　24. B　25. A　26. D　27. C　28. C　29. B　30. D

X 型题

31. ABCD　32. BC　33. ABC　34. ACD　35. ABCD　36. ABCD　37. ABC　38. ABDE
39. ABCDE　40. ABCDE

（四）问答题

1. 简述慢性子宫颈炎的病理变化。

慢性子宫颈炎的主要病理变化是宫颈黏膜充血、水肿,固有膜纤维组织增生,有较多淋巴细胞和浆细胞浸润,子宫颈上皮细胞有变性、坏死、增生等变化。依据临床病理特点可分为子宫颈糜烂、子宫颈腺体囊肿、子宫颈息肉、子宫颈肥大。

2. 子宫颈癌的肉眼形态分哪几种? 各有什么特征?

分为:①糜烂型:肉眼见与慢性宫颈炎,宫颈糜烂相似,黏膜面粗糙或细颗粒状,组织较脆,触之易出血。②外生菜花型:癌肿突出于宫颈表面和阴道部,呈乳头状或菜花状,质脆易出血。常伴有继发感染和组织坏死,可见溃疡形成。③内生浸润型:癌组织主要向宫颈管壁侵袭,早期宫颈一侧增厚变硬,以后宫颈呈不均匀增大或呈结节状突起。晚期若癌组织坏死严重,脱落可形成较深的溃疡。

3. 葡萄胎、恶性葡萄胎、绒毛膜上皮癌的病理变化各有什么特点?

（1）葡萄胎:肉眼观,绒毛肿大呈半透明的水泡,大小不等。水泡之间有结缔组织相连成串,状似葡萄。镜下见:绒毛间质高度水肿,绒毛间质内血管消失,绒毛膜滋养层细胞增生。

（2）恶性葡萄胎:肉眼观,子宫壁肌层内可见局限性水泡状绒毛浸润,形成暗红色结节。镜下见:子宫壁肌层破坏伴出血,高度水肿之绒毛结构,滋养层上皮细胞增生明显,有一定的异型性。

（3）绒毛膜上皮癌:肉眼观,子宫不规则增大,癌肿呈结节状,紫蓝色或暗红色,质较软。镜下见,子宫肌层内可见两种高度异型增生的滋养层细胞。癌细胞排列紊乱,成片状或条索,无绒毛结构。

4. 乳腺癌的扩散和转移有什么特点?

（1）直接蔓延:癌组织可直接侵袭乳腺实质、乳头、皮肤、筋膜、胸肌及胸壁等。

（2）淋巴道转移:是乳腺癌最常见的转移途径,发生也较早。最早转移到同侧腋窝淋巴结,晚期可转移至锁骨上、下淋巴结、乳内淋巴结和纵隔淋巴结。

（3）血道转移:晚期乳腺癌可发生血道转移,癌细胞侵入体静脉,首先发生肺转移,继而转移至肝、脑、骨等处。

（付玉环）

第二十二章　内分泌系统疾病

一、学习要点

1. 掌握糖尿病、桥本甲状腺炎、地方性甲状腺肿、弥漫性毒性甲状腺肿的概念。

2. 熟悉糖尿病、慢性淋巴细胞性甲状腺炎、弥漫性非毒性甲状腺肿和弥漫性毒性甲状腺肿的病理变化。

3. 了解慢性纤维性甲状腺炎、甲状腺肿瘤、内分泌系统疾病预防和护理原则的病理学基础。

二、练习题

（一）名词解释

1. 内分泌疾病

2. 糖尿病

3. 桥本甲状腺炎

4. 弥漫性非毒性甲状腺肿

5. 甲亢

（二）填空题

1. 糖尿病临床上表现为_____、_____、_____和_____的"三多一少"典型症状。

2. 原发性糖尿病（即日常所指的糖尿病）分为_____和_____两种。

3. 胰岛素依赖型糖尿病又称_____型糖尿病，_____细胞数目明显减少，血中_____明显降低，易合并酮血症，治疗依赖_____。

4. 2型糖尿病肥胖者多见，起病缓慢，病情较轻，发展缓慢，胰岛数目_____，血中胰岛素可正常、增多或降低，不易出现酮血症，一般可以不依赖胰岛素治疗。

5. 糖尿病病人小动脉、细动脉和毛细血管可见_____，并见不同程度的肾小球_____。

6. 弥漫性非毒性甲状腺肿又称为_____，主要是由于缺碘导致甲状腺肿大。一般不伴有甲状腺功能亢进。

7. Graves病是指_____，病人血中甲状腺素过多，作用于全身各组织所引起临床综合征，临床上统称为甲状腺功能亢进症，简称"甲亢"。

（三）选择题

A 型题

1. 启动 1 型糖尿病胰岛 B 细胞自身免疫反应的最重要的环境因素之一的是

A. 应激
B. 细菌感染

C. 病毒感染
D. 精神创伤

E. 创伤

2. 2 型糖尿病发病的两个要素是指

A. 胰岛 B 细胞功能丧失和胰岛素抵抗
B. 糖耐量减低和胰岛素分泌缺陷

C. 糖耐量减低和空腹血糖调节受损
D. 胰岛素抵抗和胰岛素功能缺陷

E. 胰岛素抵抗和糖耐量减低

3. 1 型与 2 型糖尿病的区别在于

A. 胰岛素基础分泌程度的不同
B. 发病年龄的不同

C. 发病诱因的不同
D. 血糖升高程度的不同

E. 首发症状的不同

4. 符合 1 型糖尿病临床特征的是

A. 多见于成年人
B. 肥胖病人多见

C. 病程进展缓慢
D. 有酮症酸中毒倾向

E. 不需依赖胰岛素治疗

5. 符合 2 型糖尿病临床特征的是

A. 多见于青少年
B. 病人多较肥胖

C. 起病急症状明显
D. 有酮症酸中毒倾向

E. 需依赖胰岛素治疗

6. 病儿,女性,5 岁,诊断为 1 型糖尿病。护士在做健康教育时,应告诉病儿家属警惕本病最常见的急性并发症是

A. 脑卒中
B. 急性心肌梗死

C. 酮症酸中毒
D. 高渗性非酮症昏迷

E. 感染

7. 在护理 1 型糖尿病病人时,护士应指导病人家属注意调整饮食,控制血糖在达标范围内,以此延缓糖尿病慢性并发症的发生,并应明确导致 1 型糖尿病人死亡的主要原因是

A. 糖尿病肾病
B. 急性心肌梗死

C. 脑卒中
D. 糖尿病酮症酸中毒

E. 感染

8. 病人,男性,45 岁,查体验血糖为 6.7mmol/L,来糖尿病咨询门诊咨询,糖尿病健康教育护士给予了解答。为明确诊断,应建议病人进一步做的检查是

A. 尿糖
B. 血糖

C. OGTT 糖耐量
D. 血浆胰岛素

E. 糖化血红蛋白

9. 肥胖病人糖耐量减退,最主要的原因是

A. 胰岛素分泌不足
B. 胰岛 B 细胞对葡萄糖刺激欠敏感

C. 循环中常有大量胰岛素抗体
D. 抗胰岛素的激素分泌过多

E. 外周组织胰岛素受体数目减少

10. 告诉病人为良好控制血糖,饮食疗法中关键的一个方面是

A. 按时进食
B. 控制总热量

C. 严格限制各种甜食   D. 不能空腹进行体育锻炼

E. 每周监测体重

11. 某糖尿病教育护士在社区做糖尿病健康教育,其在运动方面的指导不妥的是

     A. 1 型糖尿病病人可安排在餐前运动

     B. 2 型糖尿病病人宜于餐前运动

     C. 最好做有氧运动

     D. 运动量以不感到疲劳为度

     E. 合并急性感染时期卧床休息

12. 抢救糖尿病酮症中毒首要的极其关键的措施是

     A. 胰岛素治疗   B. 补液

     C. 纠正电解质紊乱   D. 纠正酸中毒

     E. 抗感染

13. 地方性甲状腺肿的主要发病原因是由于食物中缺少

     A. 铁   B. 钙

     C. 碘   D. 维生素 A

     E. 维生素 B_1

14. 病人,女性,52 岁,失眠多梦,烦躁不安,多汗消瘦,血压高,心率快。此时最可能的原因是

     A. 甲状腺功能亢进   B. 甲状腺功能低下

     C. 肾上腺皮质功能亢进   D. 甲状腺肿

     E. 肾上腺皮质功能低下

15. 病人,女性,28 岁,居住贵州省山区。近 1 年来出现颈部增粗,医院就医后诊断为单纯性甲状腺肿,最可能的致病因素为

     A. 服用过多致甲状腺肿药物   B. 地方性碘缺乏

     C. 青春发育期对甲状腺激素需要量增加   D. 先天性甲状腺激素合成障碍

     E. 妊娠期需要量增多

16. 病人,女性,15 岁,诊断单纯性甲状腺肿大 2 年。目前甲状腺肿大加重,出现了声音嘶哑,其肿大的甲状腺可能压迫了

     A. 气管   B. 食管

     C. 喉返神经   D. 颈交感神经

     E. 上腔静脉

17. 病人,女性,38 岁,患有单纯性甲状腺肿 10 年,近 1 个月来出现声音嘶哑,吞咽食物有异物感,其适宜的治疗方法是

     A. 碘化食盐   B. 大剂量碘

     C. 左甲状腺素   D. 干甲状腺片

     E. 手术切除

18. 病人,女性,18 岁,居住在沿海城市,近 3 个月来颈部增粗,诊断为单纯性甲状腺肿。就诊后该病人和家属询问有关该病的注意事项,作为护士给予病人健康教育,应告诉该病人最可能病因是

     A. 致甲状腺肿药物服用过多

     B. 青春发育期对甲状腺激素需要量增加

    C. 地方性碘缺乏

    D. 先天性甲状腺激素合成障碍

    E. 摄碘过多

19. 导致甲状腺功能亢进的最常见原因是

    A. 弥漫性毒性甲状腺肿　　　　　　　B. 结节性毒性甲状腺肿

    C. 甲状腺高功能腺瘤　　　　　　　　D. 桥本甲状腺毒症

    E. 垂体 TSH 腺瘤或增生致甲状腺功能亢进症

20. 目前公认的与弥漫性毒性甲状腺肿的发生有关的因素是

    A. 感染导致　　　　　　　　　　　　B. 遗传因素

    C. 应激刺激　　　　　　　　　　　　D. 自身免疫反应

    E. 摄碘过多

21. 甲亢病人心血管系统的特征性表现是

    A. 心悸气短　　　　　　　　　　　　B. 睡眠时心率仍增快

    C. 心尖部第一心音亢进　　　　　　　D. 房颤

    E. 心脏增大

22. 关于慢性淋巴细胞性甲状腺炎,下列哪一项是错误的

    A. 甲状腺结构为大量淋巴细胞浸润,淋巴滤泡形成

    B. 甲状腺肿大

    C. 应摘除甲状腺

    D. 常与其他自身免疫病并存

    E. 甲状腺功能正常或减退

23. 关于单纯性甲状腺肿,下列哪项正确

    A. 男性显著多于女性　　　　　　　　B. 年龄越大发病者越多

    C. 甲状腺多呈结节状肿大　　　　　　D. 一般不伴有甲状腺功能亢进或低下

    E. 从病变性质来说,可以看做是良性肿瘤

24. 关于结节性甲状腺肿,下列哪项错误

    A. 结节具有完整的包膜

    B. 结节对周围甲状腺组织无明显压迫作用

    C. 滤泡上皮有乳头状增生者可发生癌变

    D. 结节内常有出血、坏死、纤维增生等改变

    E. 从弥漫性甲状腺肿可以移行为结节性甲状腺肿

25. 下列组合哪一个是错误的

    A. 毒性甲状腺肿——抗甲状腺抗体

    B. 地方性甲状腺肿——缺碘

    C. 慢性淋巴细胞性甲状腺炎——自身免疫性疾病

    D. 亚急性甲状腺炎——病毒

    E. 克汀病——甲状腺摘除

26. 关于地方性甲状腺肿,哪一项是错误的

    A. 病区多为山区、半山区

    B. 女性显著多于男性

C. 少数病例可以呈现甲状腺功能亢进

D. 定为地方性甲状腺肿病区的条件是当地居民要有 10% 以上患有甲状腺肿大

E. 有些近海地区由于吃海藻过多,也可引起甲状腺肿

27. 关于非胰岛素依赖型糖尿病,哪项是错误的

A. 发病多在 40 岁以上

B. 常有胰岛的炎症,胰岛数目明显减少

C. 肥胖是发病的重要因素

D. 胰岛素相对不足及组织对胰岛素抵抗

E. 胰岛及 B 细胞有缺陷

28. 毒性甲状腺肿的症状和病变不包括

A. 全身淋巴细胞增生　　　　　　　　B. 肝脂肪变性坏死

C. 肾充血水肿　　　　　　　　　　　D. 心脏肥大、扩大

E. 眼球突出

29. 病人,男性,62 岁,体重 89kg,平时少运动,诊断为 2 型糖尿病。护士在进行运动方面的指导时,可以建议病人选择最容易坚持的运动方法是

A. 打太极拳　　　　　　　　　　　　B. 游泳

C. 爬山　　　　　　　　　　　　　　D. 步行

E. 瑜伽

30. 病人,男性,55 岁,诊断为 2 型糖尿病,应用格列美脲降血糖。在用药过程病人出现了强烈饥饿感、心慌、手抖、出汗、头晕无力等,提示该病人合并了

A. 糖尿病酮症酸中毒反应　　　　　　B. 低血糖反应

C. 糖尿病高渗性非酮症糖尿病昏迷　　D. 休克

E. 心律失常

31. 病人,女性,57 岁,2 型糖尿病 7 年,因血糖控制不好,改用胰岛素治疗。护士应告诉该病人注射胰岛素后最常发生的不良反应是

A. 低血糖反应　　　　　　　　　　　B. 过敏反应

C. 胃肠道反应　　　　　　　　　　　D. 注射部位脂肪萎陷

E. 酮症酸中毒

32. 病人,女性,23 岁,出现怕热多汗、多食消瘦、心动过速、易发怒等症状,诊断为甲状腺功能亢进症。其中属于高代谢症群的症状是

A. 手指细颤　　　　　　　　　　　　B. 怕热多汗

C. 多食消瘦　　　　　　　　　　　　D. 周期性麻痹

E. 激动易怒

33. 病人,女性,58 岁,患有甲亢 3 年,近来出现肌无力等甲亢性肌病表现。护士在给予病人健康教育时,应让病人特别注意的症状是

A. 进食水发呛　　　　　　　　　　　B. 心动过速

C. 多汗怕湿　　　　　　　　　　　　D. 手指细颤

E. 腹泻

34. 病人,女性,30 岁,因疲乏无力、多汗怕热、爱发脾气、体重减轻、有浸润性突眼,诊断为甲状腺功能亢进。护士为其进行饮食指导时应告诉病人避免食用

A. 高热量、高蛋白食物　　　　B. 含碘丰富的食物

C. 低纤维素食物　　　　　　　D. 富含钾、钙的食物

E. 豆腐、豆浆等豆制品

（35、36 题共用题干）病人，男性，19 岁，患 1 型糖尿病多年，注射胰岛素控制血糖。因上感，体温 39.2℃，食欲减退，恶心、呕吐、腹痛。护理体检，呼吸深大，可闻烂苹果味，皮肤干燥，烦躁和嗜睡交替。监测血糖 21.5mmol/L。

35. 根据评估结果，判断病人可能合并了

A. 酮症酸中毒　　　　　　　　B. 低血糖反应

C. 急性胃肠炎　　　　　　　　D. 高渗性非酮症昏迷

E. 急性脑炎

36. 护士在协助医生进行抢救时，应除外的护理措施是

A. 迅速建立两条静脉通道

B. 给予低流量持续吸氧

C. 胰岛素应小剂量持续点滴

D. 抢救时将胰岛素加入 5% 葡萄糖盐液中

E. 监测电解质特别是血钾浓度的变化

X 型题

37. 有关非毒性甲状腺的病因，下列哪项是正确的

A. 碘缺乏　　　　　　　　　　B. 碘摄取过多

C. 甲状腺素需求量增多　　　　D. 食物中含有抗甲状腺物质

E. 与遗传有关

38. 下列哪些变化是属于非毒性甲状腺肿的病理变化

A. 增生期滤泡上皮增生肥大

B. 长期缺碘使上皮反复增生复旧，滤泡显著扩大，含大量胶质

C. 随着病变进展，增生的甲状腺组织形成不规则结节

D. 部分病人有全身淋巴组织增生

E. 严重者肿大的甲状腺可向胸骨下延伸，产生压迫症状

39. 糖尿病时胰岛可出现哪些病变

A. 淀粉样变　　　　　　　　　B. 淋巴细胞浸润

C. 纤维化　　　　　　　　　　D. 胰岛细胞减少

E. 纤维素性坏死

40. 结节性甲状腺肿的病理形态学特征包括

A. 甲状腺肿块

B. 少数上皮细胞不典型增生可发生癌变

C. 切面常有出血、坏死灶

D. 伴囊性变、钙化灶

E. 包膜有浸润灶

（四）问答题

1. 试述弥漫性非毒性甲状腺肿的病因及发病机制和甲状腺的主要病理变化。

2. 试述弥漫性毒性甲状腺肿甲状腺的主要病理变化。

三、参考答案

（一）名词解释

1. 内分泌疾病：机体内分泌腺（垂体、甲状腺及胰岛等）和机体其他散在于各组织的内分泌细胞发生疾病时，引起激素分泌异常，导致各种激素功能紊乱的临床表现，称内分泌疾病。

2. 糖尿病：是一种体内胰岛素相对或绝对不足，靶细胞对胰岛素的敏感性降低或胰岛素本身存在结构上的缺陷，引起糖、脂肪、蛋白质代谢紊乱的一种慢性疾病。以持续血糖升高和尿中排出糖（尿糖）为主要特征，故称糖尿病。

3. 桥本甲状腺炎：是一种自身免疫性疾病，病人甲状腺肿大，功能减退，甲状腺正常结构被大量淋巴细胞、巨噬细胞取代，滤泡萎缩，结缔组织增生。

4. 弥漫性非毒性甲状腺肿：又称为地方性甲状腺肿，是由于缺碘使甲状腺素分泌不足，促甲状腺素（TSH）分泌增多，甲状腺滤泡上皮增生，滤泡内胶质堆积而使甲状腺肿大。一般不伴有甲状腺功能亢进。

5. 甲亢：指血中甲状腺素过多，作用于全身各组织所引起的临床综合征，临床上统称为甲状腺功能亢进症，简称"甲亢"。主要表现为弥漫性甲状腺肿大、甲状腺功能亢进引起的基础代谢率增高、心悸、多汗、多食、消瘦、突眼等症状。

（二）填空题

1. 多饮　多食　多尿　体重减轻

2. 胰岛素依赖型糖尿病　非胰岛素依赖型糖尿病

3. 1　胰岛 B　胰岛素　胰岛素

4. 正常或轻度减少

5. 玻璃样变性　硬化

6. 地方性甲状腺肿

7. 弥漫性毒性甲状腺肿

（三）选择题

A 型题

1. C　2. C　3. A　4. D　5. B　6. C　7. A　8. C　9. E　10. B　11. A　12. B
13. C　14. A　15. B　16. C　17. E　18. B　19. A　20. D　21. B　22. C　23. D　24. A
25. E　26. C　27. B　28. C　29. D　30. B　31. A　32. B　33. A　34. B　35. A　36. D

X 型题

37. ABCDE　38. ABCE　39. ABCD　40. ABCD

（四）问答题

1. 试述弥漫性非毒性甲状腺肿的病因及发病机制和甲状腺的主要病理变化。

病因及发病机制：①缺碘：缺碘及对碘需求量增加使甲状腺素合成减少。②致甲状腺肿因子作用：钙离子增多抑制甲状腺素分泌；某些食物可致甲状腺肿；硫氰酸盐及过氯酸盐妨碍碘向甲状腺聚集；硫脲类药、磺胺药及锂、钴和高氯酸盐等抑制碘离子的浓集或碘离子有机化。③高碘：碘摄食过高，过氧化物酶的功能基团过多地被占用，影响了酪氨酸氧化，碘的有机化过程受阻导致。④遗传与免疫。

病理变化：①增生期：甲状腺呈弥漫性肿大，表面光滑。滤泡上皮增生呈立方或柱状，伴有滤泡的增生。②胶质贮积期：甲状腺弥漫性肿大，无结节形成，质地软，大部分滤泡显著扩大,内积大量浓厚的胶质,上皮受压变扁。③结节期:甲状腺更加肿大,呈多结节状,数量及大小不一,结节境界清楚但无包膜或包膜不完整,并有出血、坏死及囊性变。镜下,滤泡大小差别很大,变化复杂。

2. 试述弥漫性毒性甲状腺肿甲状腺的主要病理变化。

甲状腺对称性弥漫性肿大,质软,色灰红,胶质少。镜下特点以滤泡增生为主要特征,滤泡大小不等,以小型滤泡为主,滤泡上皮为立方形或高柱状,并形成乳头突入腔内,滤泡腔内胶质少而稀薄,胶质周边出现大小不等的空泡,有的滤泡内甚至不见胶质,间质中血管丰富、充血,有大量的淋巴细胞浸润,并有淋巴滤泡形成。

(蒋丽萍)

第二十三章 传染病及寄生虫病

一、学习要点

1. 掌握结核结节、原发综合征的概念；结核病的基本病理变化；原发性肺结核及继发性肺结核的病变特点。

2. 熟悉结核病的转归；细菌性痢疾、伤寒、流行性脑脊髓膜炎、流行性乙型脑炎的病理变化。

3. 了解结核病的病因、传播途径和发病机制；细菌性痢疾、伤寒、流行性脑脊髓膜炎、流行性乙型脑炎的病因和传播途径；淋病、尖锐湿疣、梅毒、艾滋病的病因和传播途径。

二、练习题

（一）名词解释

1. 结核结节
2. 原发综合征
3. 伤寒肉芽肿
4. 细菌性痢疾
5. 流行性乙型脑炎
6. 假结核结节
7. 尖锐湿疣
8. 流行性脑脊髓膜炎
9. 梅毒
10. 艾滋病

（二）填空题

1. 结核病的特征性病变是形成_____。
2. 结核病转向愈合包括_____、_____。
3. 肺结核病可分为_____、_____两大类。
4. 伤寒病变以回肠下段_____和_____淋巴小结最明显。
5. 伤寒肠道病变按发展过程可分为_____、_____、_____、_____四期。
6. 细菌性痢疾根据病理变化和临床经过分为_____、_____、_____三种类型。
7. 流行性脑脊髓膜炎根据病情进展分为_____、_____、_____。
8. 流行性乙型脑炎镜下病变包括_____、_____、_____。
9. 狂犬病具有病理学诊断价值的病变是_____。

10. 淋球菌主要侵犯_____系统,对_____有特别亲和力。

11. 梅毒基本病变包括_____、_____。

12. 艾滋病主要病理变化包括_____、_____、_____三大类。

13. 肠阿米巴病主要位于_____和_____。

（三）选择题

A 型题

1. 结核病的病变性质属于
   A. 急性增生性炎   B. 纤维蛋白性炎
   C. 化脓性炎   D. 变质性炎
   E. 浆液性炎

2. 关于继发性肺结核病的叙述,下列哪项是正确的
   A. 病变主要发生在肺中下部   B. 不易形成慢性空洞
   C. 不需治疗,大多能自然痊愈   D. 大咯血可引起窒息死亡
   E. 肺门淋巴结病变明显

3. 女性生殖系统结核病最常见的是
   A. 子宫颈结核   B. 子宫体结核
   C. 阴道结核   D. 卵巢结核
   E. 输卵管结核

4. 结核病的免疫反应,起主要作用的细胞是
   A. T 淋巴细胞   B. B 淋巴细胞
   C. 浆细胞   D. 巨噬细胞
   E. 树突状细胞

5. 关于结核结节的叙述,下列哪项是正确的
   A. 结核结节是在体液免疫的基础上形成的
   B. 菌量多、毒力强、机体抵抗力强时出现
   C. 结节中央一定有干酪样坏死
   D. 类上皮细胞由巨噬细胞转变而来
   E. 多个成纤维细胞可融合形成朗汉斯细胞

6. 结核病病变的转归中,最好的愈合方式是
   A. 吸收消散   B. 纤维化
   C. 纤维包裹和钙化   D. 病灶扩大
   E. 溶解播散

7. 继发性肺结核病的病变特点是
   A. 病变常位于肺上叶下部或下叶上部通气良好的部位
   B. 肺门淋巴结常有明显干酪样坏死
   C. 病变在肺内主要经支气管播散
   D. 空洞形成比原发性肺结核病少见
   E. 随着机体免疫力增强,常迅速痊愈

8. 关于慢性纤维空洞型肺结核的叙述,下列哪项是正确的
   A. 一种少见的继发性肺结核

B. 多由浸润型肺结核急性空洞经久不愈发展而来

C. 不影响肺的功能

D. 病变肺组织破坏不明显

E. 空洞多位于肺下叶

9. 关于干酪样肺炎的叙述,下列哪项是正确的

   A. 属于大叶性肺炎   B. 属于小叶性肺炎

   C. 继发性肺结核病的一种类型   D. 肺的纤维素性炎

   E. 肺的化脓性炎

10. 关于溃疡型肠结核的病变描述正确的是

   A. 结肠肝曲为好发部位   B. 溃疡呈圆或椭圆形,边缘整齐

   C. 溃疡长径与肠轴垂直   D. 溃疡底部仅有少许浆液渗出

   E. 溃疡愈合时极少形成肠腔狭窄

11. 肠伤寒病变的主要部位在

   A. 回肠末端   B. 盲肠

   C. 直肠   D. 升结肠

   E. 乙状结肠

12. 急性菌痢典型肠道病变是

   A. 假膜性炎   B. 化脓性炎

   C. 卡他性炎   D. 浆液性炎

   E. 出血坏死性炎

13. 关于慢性菌痢的叙述错误是

   A. 病程超过 2 个月以上即为慢性菌痢

   B. 溃疡与癌变关系密切

   C. 可有便秘与腹泻交替出现

   D. 大便培养痢疾杆菌有时阳性,有时阴性

   E. 由福氏菌感染转为慢性者最多见

14. 流行性脑脊髓膜炎的致病菌是

   A. 流感杆菌   B. 溶血性链球菌

   C. 脑膜炎双球菌   D. 乙型脑炎病毒

   E. 金黄色葡萄球菌

15. 关于流行性乙型脑炎的叙述正确是

   A. 乙脑病毒属 DNA 病毒   B. 有较多的中性粒细胞围绕血管浸润

   C. 镂空筛状软化灶形成具有一定的诊断意义 D. 出现脑膜刺激征可排除脑炎

   E. 小胶质结节形成越多,预后越好

16. 狂犬病毒侵入人体的哪个系统

   A. 运动系统   B. 循环系统

   C. 神经系统   D. 呼吸系统

   E. 免疫系统

17. 手足口病在哪个年龄组发生率最高

   A. 4 岁以下   B. 5~7 岁

C. 7~10 岁   D. 10~15 岁

E. 15~17 岁

18. 尖锐湿疣镜下最具特征的病变为

  A. 肉眼见多个尖而细的乳头   B. 镜下见上皮角化不全

  C. 棘层细胞明显增生、钉突延长   D. 棘层细胞可见挖空细胞

  E. 细胞核大、深染,核周有空晕

19. 尖锐湿疣的病因是

  A. EB 病毒   B. 阴道毛滴虫

  C. 人乳头瘤状病毒   D. 毛霉菌

  E. Ⅱ型单纯疱诊病毒

20. 关于淋病,下列哪项是错误的

  A. 淋球菌引起的以泌尿生殖系统脓性感染为主要表现的性传播性疾病

  B. 其病原体对泌尿生殖系统柱状上皮和移行上皮具有亲和力

  C. 淋球菌最易侵犯女性泌尿生殖道

  D. 孕妇感染淋球菌后治疗效果好,对妊娠结局无不良影响

  E. 淋球菌可吸附于精子上,随精子进入宫颈管引起感染

21. 下列病变属于第一期梅毒的是

  A. 肝树胶样肿   B. 硬腭坏死穿孔

  C. 皮肤斑疹或丘疹   D. 外生殖器硬性下疳

  E. 脊髓后根和后索变性

22. 梅毒是由哪种病原体引起

  A. 霉菌   B. 螺旋体

  C. 衣原体   D. 病毒

  E. 支原体

23. 梅毒Ⅲ期的特征性病变是

  A. 闭塞性动脉内膜炎   B. 血管周围炎

  C. 树胶样肿   D. 干酪样坏死

  E. 血管中毒性损害

24. 淋病的病变性质属于

  A. 急性化脓性炎症   B. 慢性化脓性炎症

  C. 急性变质性炎症   D. 浆液性炎

  E. 出血性炎

25. AIDS 最常见的传染途径为

  A. 应用污染的针头作静脉注射   B. 母体病毒经胎盘感染胎儿

  C. 输血和血制品的应用   D. 性交接触传播

  E. 哺乳、黏膜接触等方式感染婴儿

26. 肠阿米巴病最常发生部位是

  A. 乙状结肠和直肠   B. 乙状结肠

  C. 升结肠和盲肠   D. 升结肠

  E. 升结肠和横结肠

27. 阿米巴痢疾引起的特征性肠溃疡是
    A. 地图状溃疡　　　　　　　　　B. 不规则溃疡
    C. 横带状溃疡　　　　　　　　　D. 烧瓶状溃疡
    E. 溃疡与肠纵轴平行

28. 肠外阿米巴病最常见的是
    A. 阿米巴肺脓肿　　　　　　　　B. 阿米巴肝脓肿
    C. 阿米巴脑脓肿　　　　　　　　D. 脓胸
    E. 膈下脓肿

29. 引起日本血吸虫病最严重病变的是
    A. 毛蚴　　　　　　　　　　　　B. 成虫
    C. 虫卵　　　　　　　　　　　　D. 童虫
    E. 尾蚴

30. 下列哪种病变不见于阿米巴痢疾
    A. 组织液化性坏死　　　　　　　B. 炎症反应轻微
    C. 烧瓶状溃疡　　　　　　　　　D. 地图状溃疡
    E. 肠壁小静脉腔内可找到阿米巴滋养体

X 型题

31. 下列哪些疾病属假膜性炎
    A. 大叶性肺炎　　　　　　　　　B. 阿米巴痢疾
    C. 细菌性痢疾　　　　　　　　　D. 流行性脑膜炎
    E. 气管白喉

32. 结核病基本病变的转化规律有
    A. 吸收消散　　　　　　　　　　B. 纤维包裹及钙化
    C. 病灶扩大　　　　　　　　　　D. 溶解播散
    E. 大片坏死

33. 关于浸润型肺结核,下列叙述哪些正确
    A. 属于活动性肺结核　　　　　　B. 大多是局灶型肺结核发展而来
    C. 病变中心常有较小的干酪样坏死区　　D. 病灶周围有炎性渗出
    E. 可以完全吸收

34. 肠结核和肠伤寒的区别在于前者是
    A. 溃疡长轴与肠轴垂直　　　　　B. 浆膜面有灰白色小结节
    C. 溃疡愈合后可引起肠梗阻　　　D. 易导致肠穿孔
    E. 易导致肠癌变

35. 原发性肺结核病的特征是
    A. 肺原发病灶　　　　　　　　　B. 肺门淋巴结干酪样坏死
    C. 结核性淋巴管炎　　　　　　　D. 肺粟粒性结核
    E. 结核性胸膜炎

36. 肠伤寒的主要病变特点是
    A. 全身单核巨噬细胞增生
    B. 病变主要累及回肠末端

C. 溃疡长轴与肠轴平行

D. 愈合后虽能形成瘢痕,但不易造成肠狭窄

E. 溃疡深度可达浆膜层

37. 肠伤寒的主要并发症是

A. 肠出血
B. 肠狭窄

C. 肠穿孔
D. 肠坏死

E. 肠套叠

38. 慢性痢疾的肠道病变有

A. 慢性溃疡
B. 肠息肉

C. 肠壁增厚,肠腔狭窄
D. 假膜

E. 溃疡表浅,边缘不规则

39. 中毒型菌痢的肠道病变有

A. 黏膜卡他性炎
B. 假膜性肠炎

C. 滤泡性肠炎
D. 大量浅表性溃疡

E. 肠节段性坏死

40. 下列病变中哪些属于感染性肉芽肿

A. 结核结节
B. 伤寒小结

C. 血吸虫病的假结核结节
D. 风湿小体

E. 树胶样肿

(四)问答题

1. 简述溃疡型肠结核、肠阿米巴病、细菌性痢疾的好发部位及溃疡的肉眼形态。

2. 简述原发性肺结核的播散途径以及播散后所引起的各种后果。

3. 简述结核病的基本病变和转归。

4. 列出艾滋病的机会性感染和机会性肿瘤。

5. 简述艾滋病的病因、传播途径和发病机制。

6. 比较流行性脑脊髓膜炎和流行性乙型脑炎的异同。

三、参考答案

(一)名词解释

1. 结核结节:结核病以增生为主时,上皮样细胞、朗汉斯巨细胞、淋巴细胞等聚集成结节状。

2. 原发综合征:原发性肺结核时,肺部原发病灶、结核性淋巴管炎、肺门淋巴结结核,三者合称原发综合征。

3. 伤寒肉芽肿:伤寒杆菌引起巨噬细胞增生,吞噬伤寒杆菌、红细胞、淋巴细胞和坏死细胞碎片,这种巨噬细胞称为伤寒细胞。伤寒细胞聚集成团,形成伤寒肉芽肿。

4. 细菌性痢疾:简称菌痢,由痢疾杆菌引起的一种假膜性肠炎。

5. 流行性乙型脑炎:由乙型脑炎病毒引起的急性传染病,主要病变特点是大脑灰质和神经核团内的神经细胞变性坏死,夏秋季节流行。

6. 假结核结节:慢性血吸虫虫卵结节,结节中央虫卵破裂或钙化,周围有许多类上皮细胞增生并出现多核巨细胞,伴有淋巴细胞浸润,似结核结节。

7. 尖锐湿疣：由人乳头瘤病毒（HPV）6 型和 11 型感染引起的良性疣状物,主要通过性传播。

8. 流行性脑脊髓膜炎：由脑膜炎双球菌引起的急性传染病,病变特点是脑脊髓膜的化脓性炎症。多在冬春发病。

9. 梅毒：由梅毒螺旋体引起的慢性传染病。病变特点是灶性闭塞性动脉内膜炎及血管周围炎、树胶肿。

10. 艾滋病：获得性免疫缺陷综合征的简称,由人类免疫缺陷病毒感染所引起的以全身性严重免疫缺陷为主要特征的传染病。

（二）填空题

1. 结核结节
2. 吸收消散、纤维化纤维包裹及钙化
3. 原发性　继发性
4. 集合　孤立
5. 髓样肿胀期　坏死期　溃疡期　愈合期
6. 急性　慢性　中毒性
7. 上呼吸道感染期　败血症期　脑膜炎症期
8. 神经细胞变性坏死　淋巴细胞袖套状浸润　小胶质细胞增生
9. Negri 小体
10. 泌尿生殖系统　移行上皮
11. 闭塞性动脉内膜炎和小血管周围炎　树胶样肿
12. 淋巴结变化　机会性感染　恶性肿瘤
13. 盲肠　升结肠

（三）选择题

A 型题

1. D　2. D　3. E　4. A　5. D　6. A　7. C　8. B　9. C　10. C　11. A　12. A　13. B　14. C　15. C　16. C　17. A　18. D　19. C　20. D　21. D　22. C　23. C　24. A　25. D　26. C　27. D　28. B　29. C　30. D

X 型题

31. CE　32. ABCD　33. ABCDE　34. ABC　35. ABC　36. ABCDE　37. AC　38. ABCDE　39. AC　40. ABCDE

（四）问答题

1. 简述溃疡型肠结核、肠阿米巴病、细菌性痢疾的好发部位及溃疡的肉眼形态。

溃疡型肠结核好发于回盲部,溃疡的长径与肠轴垂直,溃疡边缘参差不齐,底部残留有干酪样坏死物。肠阿米巴病病变部位主要在盲肠和升结肠,溃疡口小底大似烧瓶状,单个溃疡互相融合,在黏膜下层互相沟通形成隧道状,溃疡之间的黏膜比较正常。细菌性痢疾病变主要发生在大肠,尤以乙状结肠和直肠为重,溃疡大小不等、形状不一、表浅,呈地图状。

2. 简述原发性肺结核的播散途径以及播散后所引起的各种后果。

（1）淋巴道播散：引起气管、气管旁、纵隔、锁骨上下淋巴结结核。有时也可引起颈淋巴结、腹膜后淋巴结、肠系膜淋巴结等部位的结核。

（2）血道播散：引起全身性粟粒性结核、肺粟粒性结核、肺外器官结核。

（3）少数病人可经支气管播散,引起同侧或对侧肺叶多数小叶性干酪性肺炎病灶,甚至大叶性干酪性肺炎。

3. 简述结核病的基本病变和转归。

结核病的基本病变:①渗出为主的病变,表现为浆液或浆液纤维蛋白性炎,渗出淋巴细胞、单核细胞为主。②增生为主的病变,形成具有诊断特征的结核结节。类上皮细胞、朗汉斯巨细胞围绕中央的干酪样坏死,周围少量淋巴细胞、成纤维细胞浸润。③变质为主的病变,病灶呈淡黄色、易碎的干酪样坏死。

结核病的转归:①转向愈合:吸收消散,纤维化,纤维包裹及钙化。②转向恶化:浸润进展,溶解播散。

4. 列出艾滋病的机会性感染和机会性肿瘤。

多发性机会性感染是艾滋病的显著特点。这些机会性感染包括病毒、细菌、霉菌、寄生虫感染,其中约半数病例为卡氏肺孢子虫感染。艾滋病病人恶性肿瘤发病率高,约 30% 病例可发生 Kaposi 肉瘤,另外恶性淋巴瘤也较常见。

5. 简述艾滋病的病因、传播途径和发病机制。

病因:人免疫缺陷病毒（HIV）。

传播途径:性传播、经血传播和母婴垂直传播。

发病机制:HIV 选择性侵犯和破坏 TH 细胞,导致机体免疫功能缺陷,引起严重的机会性感染和 Kaposi 肉瘤。

6. 比较流行性脑脊髓膜炎和流行性乙型脑炎的异同。

区别	流行性脑脊髓膜炎	流行性乙型脑炎
病原体	脑膜炎双球菌	乙型脑炎病毒
传播途径	呼吸道传播	蚊虫传播
流行季节	冬春	夏秋
病变性质	化脓性炎	变质性炎
病变特点	蛛网膜下腔大量灰黄色脓液,脑回、脑沟模糊。镜下见中性粒细胞大量渗出	大脑皮质、基底节、视丘可见粟粒大小软化灶。镜下,神经细胞变性、坏死,软化灶形成;胶质细胞增生;淋巴细胞袖套状浸润
病理临床联系	高热、头痛、呕吐、颈强直;脑脊液浑浊、大量脓细胞、细菌培养可查到病原体	高热、头痛、昏迷;严重时可发生脑疝,引起呼吸、循环衰竭,脑脊液透明或微混,细胞数增多
预后	绝大多数可治愈。少数病例可发生脑积水、脑神经麻痹等后遗症	大部分病例可治愈。病情重者可发生痴呆、语言障碍、肢体瘫痪、脑神经麻痹等后遗症

（张　颖）